KETOGENE ERNÄHRUNG BEI KREBS
DIE BESTEN LEBENSMITTEL BEI TUMORERKRANKUNGEN

救命療法
生酮飲食

德國最新的癌症研究與實證，
即使已被宣判不治的病人，都還有重獲新生的機會

徐拉特樂博士 ● 柯諾博士 ● 康美樂教授
Dr. Christina Schlatterer　　Dr. Gerd Knoll　　Prof. Ulrike Kämmerer

彭意梅 譯

前言

　　沒有親身經歷過的人，是無法體會被宣判為「罹癌」時的滋味的。在震驚之餘，幾乎每個人都會馬上提出兩個問題：現在醫生能為我做些什麼？以及，我自己又能做些什麼？我們嘗試在這本書裡針對第二個問題提出解答。如此一來，就算這個消息給人的打擊很大，但也不會有人束手無策，坐以待斃。找到既專業又有同理心的醫生固然很重要，但也不必全然依賴他們。治療的同時，我們自己也可以從旁做許多事。而且愈早開始，復原的機會愈大，愈有可能對病況發展有正面影響，也愈有希望繼續過著積極活躍，而且大致說來「健康」的生活。

　　大家應該不會訝異，食物在這裡扮演了一個決定性的角色。我們所吃的食物提供我們營養，但同時也會餵養腫瘤。

　　食物不只提供養分，也會引發身體裡其他無數的生化過程，這些過程最終可能讓身體健康，也可能損害健康。同樣的，我們吃進的食物除了會供應腫瘤卡路里，也會引起腫瘤其他的反應。食物可以讓腫瘤生長，也可以抑制腫瘤，甚至還可以破壞腫瘤。

　　我們攝取的食物可以是對人體健康的部位有益，而且又對腫瘤無益，甚或有害。

　　因此，癌症病患應該試著嚴格攝取那些能滋養並強化身體健康部

位、但卻對腫瘤無用（甚至可能有害）的飲料和食物。我們吃的食物要能讓身體自己產生藥物來對抗腫瘤，並增進健康。

　　我們確信，低碳水化合物的飲食值得推薦給絕大多數的癌症病患。在書裡，我們將盡可能清楚地解釋為什麼我們有這樣的看法，並具體列舉最適合這項理念的食物。我們是《癌細胞愛糖，病人需要脂肪》（*Krebszellen lieben Zucker - Patienten brauchen Fett*）一書的作者，此書在二〇一二年由西斯特邁特出版社（systemed Verlag）出版。在那本書裡我們詳盡地解說了低碳水化合物飲食的科學基礎和論點，也參考引用了許多科學研究，並註明研究的出處。

　　您眼前的這本書有兩項特點：一是，它比二〇一二年的那本書更簡潔易懂，有更多實用的資訊，對讀者而言是比較實惠的版本。這是我們為了迎合眾多讀者的願望所做的改變，因為他們認為第一本書太學術性──有過多的細節和「統計資料」，這是曾在某篇讀者書評裡出現的評論。二是，這本書也可以說是更新版，因為自從第一本書出版以後，自然又出現了更多的研究報告和經驗心得。

　　這本書匯集了到目前為止，從科學觀察所得到的知識，記錄關於飲食中大量減少碳水化合物對人們產生的普遍影響和對癌症的特別影響。在這個基礎上，我們推薦一種能滿足人體對所有營養素、微量元素、維生素和纖維素的基本需要，但又特別顧慮到癌症病患需求所設計的飲食。癌症病患的新陳代謝會隨著時間改變，以致一般富含碳水化合物的飲食慢慢不能被身體利用，甚至會逐漸傷害身體。相對地，生酮飲食可以強化身體健康的部位，有效提供能量和再生所需的物質，而且那些物

質癌症腫瘤絲毫無法利用。

這本書裡沒有包醫百病的飲食偏方，也沒有保證：只要碳水化合物吃得極少就能痊癒。更沒有聲稱，不吃糖和澱粉，就可以很簡單地把癌細胞餓死。書裡的主張和論點都有證據支持。餓死癌細胞的童話在過去一段時間裡傳播得非常迅速，我們也被批評在二〇一二年出版的那本書裡做了同樣的主張。然而，每個真正讀過那本書的人都知道我們並沒有這麼說。

這本書旨在告訴癌症病患如何進行生酮飲食，讓他們重獲健康或是繼續維持良好的狀態。

什麼是「生酮飲食」？就是讓肝臟產生大量稱為酮的小分子並利用此做為營養的飲食方式。如果每天的食物和飲料裡面只有極少量的碳水化合物，以更多的脂肪取代碳水化合物，肝臟就會利用脂肪生成酮（又叫做酮體或是酮酸）。酮是最佳的能量來源，幾乎所有的身體組織都能充分利用它們，只有癌症腫瘤拿它們沒辦法。生酮飲食裡也含有少量糖會被腫瘤使用，糖正是腫瘤最需要的養分。但酮能以極不同的方式遏止腫瘤成長和擴散。生酮飲食並不會將身體帶入一種不正常的「非自然」狀態，因為在人類的進化史中，有些時期的食物碳水化合物較少，而這些時期其實是人類歷史中的常態，並不是特例。

過去幾年裡有許多新的認知顯示，進行生酮飲食對癌症病例是有意義的，而且對絕大多數病人而言完全不具危險性。我們寫這本書的原因是認為，生酮飲食是一種能幫助癌症病人的新可能性，既好又安全，可惜還不為人知，或是對它有誤解。我們想把這個方法介紹給大家，幫助

那些有心嘗試的人實踐它。

作者除了這本書以外，沒有人從事與「生酮飲食」，或任何其他與這本書內容相關的產品或服務業的生意。我們不販賣生酮產品，不辦營利研討會。不同於其他許多書寫癌症飲食或是抗癌飲食類書籍的作者，我們是完全獨立的，沒有任何利益衝突。

而且大體上，我們也是按照自己推薦的方式生活。所有作者都曾長時間進行書裡介紹的生酮飲食，到現在還是有部分繼續這麼做。

所以，我們至少可以根據親身經驗說生酮飲食是可行的，它帶來樂趣，而且很美味。不用花太多功夫就能用冷凍食材和食品做出生酮飲食，當然如果能親手用新鮮自然的食材來料理更好。但無論怎麼做，都可以變化出多樣又可口的餐點。我們可以把富含碳水化合物讓人飽足的副食去掉，用別的食物替代，例如大量的蔬菜和珍貴的香料。在廚房裡可以盡情發揮創意，也不會耗費太多精力。無論前菜、主食還是甜點，生酮飲食不只為癌症病患，也為同桌用餐的人打開了一扇通往味覺新世界的門，這些人也許把麵條和馬鈴薯當副食，但或許他們也已發現，他們的身體更能接受生酮飲食。

這本書是一個建議。我們不想說服或強迫任何人，我們只想告訴讀者一個可能性——一種專門為癌症病患設計的飲食。

我們希望這本書能幫上您的忙。

於康士坦茲、烏茲堡，2015 年 10 月

一個女病人的經驗之談──
克莉絲緹安‧瓦德

「癌症已經轉移到你的肝臟！」

這項消息讓全世界停止了轉動！

乳癌的治療已結束，我也重新開始上班，新的生活才剛揭開序幕。我乖乖聽從醫生的建議參加了耐力訓練和肌力訓練，當做癌症的輔助治療。

接著是定期追蹤檢查，然後是這項新的診斷報告。

那是二〇一一年九月的事，而我拿到第一次乳癌診斷結果是在二〇一〇年二月。

在癌症復發，並得知其他臟器也受到波及時，人們受到的打擊會比第一次診斷出癌症時更為嚴重，因為從這個時刻開始，幾乎大部分的癌症病例都會被認為沒有痊癒的希望。這讓人覺得無助，特別是當我們基本上已經做了一切可能措施希望避免癌症復發，而病人周遭的親朋好友也會對此有同樣的感覺。

還好我成功擺脫了這種無助，因為我轉移的癌症被評定為可以透過手術治療，並且在診斷出來的短短幾週後就被切除。從第一次的癌症診斷到後來開始運動，我一切都聽從醫生的建議，但這次復發時與第一次不同，我也自己開始積極尋求其他方法來支持治療的效果。

PET-CT（正子攝影）確定我的癌症已經轉移，這項技術是將帶放射線的葡萄糖注射到體內，因為成長快速的腫瘤特別需要糖，所以有腫瘤的地方就會被顯影出來。

當時是伊斯尼（Isny）育貝如醫院（Klinik Überruh）院長的彼得‧海爾邁爾博士（Dr. Peter Heilmeyer），告訴我先生，腫瘤對糖的需求不僅可以應用在診斷上，還可能可以有效運用在治療上，海爾邁爾博士提到了低碳水化合物飲食（Low-Carb Diet，又稱低醣飲食）在第一批癌症病例上運用成功的研究結果。

當我開始第二次化療時，認識了烏茲堡大學醫院的康美樂教授，她主持全世界第一個在癌症病患身上應用這種飲食方式的研究。雖然除了這個研究外，只有一些單一病人的成功經驗報導，但在康美樂教授對我進行個人諮詢之後，我堅定地決定改變我的飲食習慣——改採生酮飲食。

反正我也沒有什麼損失，而且自己動手做些什麼的可能性，帶給我額外的能量。為了讓自己有個可以達到的目標和一個可預見的未來，我計畫進行兩年的生酮生活。那時候還很難取得好用的資訊、有創意的點子和建議，因為這本書的第一版二〇一四年才問世。康美樂教授及合著者徐拉特樂博士和柯諾博士的第一本書（《癌細胞愛糖，病人需要脂肪》，西斯特邁特出版社出版）也是到二〇一二年五月才上市，所以我當時就這麼開始了一個未知的生酮未來。

作者們在出版第一本書前寫了一本小冊子，這是我生酮知識的基礎。另外，我也從康美樂教授那裡得到了一些很好的建議，幫助我在頭幾天和最初的幾個星期走上穩當的生酮之路。因為缺乏像現在手上這本

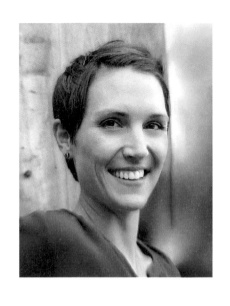

詳盡的權威著作，生酮飲食一開始頗為困難。

我當時必須一點一滴辛苦地蒐集所有資訊，以便繼續進行生酮飲食。當時不但沒有任何所謂生酮的「主流」，所需的食材也非常稀少，特殊的食材除了網購以外，在商店裡幾乎買不到。

所以我花了很多時間跨越在日常生活中進行生酮飲食這道門檻，並在網上尋找新的食譜和可能的食材，我還翻遍了住家附近所有的食品店和保健食品店。我必須承認，雖然已經進行了幾個月的低碳水化合物飲食，我還是不能正確地判斷許多產品是否能夠派上用場。諷刺的是，尤其天然產品沒有標示營養成分，更讓人難以判斷。

特別是較為嚴格的生酮飲食，每人每天最多只容許攝取二十克碳水化合物，一不小心就可能攝取太多的糖和澱粉。例如一把大約一百克的甜椒，就含有六‧五克的碳水化合物，這頓飯裡還能利用的含碳水化合物食物就所剩無幾了。估算另外兩種營養素（蛋白質和脂肪）的量，也是一件艱鉅的工程。完全靠自己完成真正的生酮飲食，並完美分配營養含量不是件容易的事。

例如，我們常不小心，或是在不知情的情況下，很容易就吃下與脂肪相較之下太多的蛋白質，尤其是我們下意識裡可能還留有飲食專家幾

十年來對脂肪的警告。但根據目前的科學進展，我們可以忘了這些警告，而且不用有罪惡感。例如，吃一塊瘦牛排不算理想，加上香草奶油的牛排比較好，也利於進行生酮。不添加椰子油或是亞麻籽油的天然優格和奶製品，蛋白質含量也遠遠超過我們蛋白質占比 21% 的目標。

我們的目標不應該只是把碳水化合物從餐桌上趕走，而是要額外且明顯地提高食物中脂肪的比例。我習慣在每道菜裡添加奶油、脂肪或是油，有時候我每餐還會多吃一塊塗了厚厚一層冰奶油的乳酪，這樣一來，我營養含量的比例就對了。採購時，我會注意食材中 Omega-3 和 Omega-6 脂肪酸比例和來源是否夠好，例如，我只買草飼乳牛的奶製成的奶油。我的目標從過去到現在都保持在 5% 到 9% 的碳水化合物（碳水化合物的最高限量是二十克），蛋白質最多占食物的 21%，其餘的能量來源由脂肪補充，占所攝取卡路里量的 70% 到 85%。

依照這些經驗，我今天要如何將飲食改變落實在日常生活中呢？如何將雖然一開始新，但部分很少見的食材料理得好吃呢？如何能快樂地採取生酮飲食，又不會一直覺得必須放棄最愛吃的料理呢？

儘管聽起來簡單，但沒有比直接動手做更好的建議了。而且只要是開端都有一種魔力，所以開始吧！不要害怕面對挑戰和新事物！並且心裡要明白：每個人不同，所以沒有一種標準的完美入門，也沒有唯一的一條理想途徑。偶爾總有失敗的時候，煮得就是不好吃或是第一次料理時花了較長的時間。這不是生酮飲食的特殊狀況，而是新手上路的普遍原則，所以別氣餒！剛開始進行生酮飲食的時候，對營養含量的知識是我改變飲食的基礎，我試著找出那些每一百公克中碳水化合物含量低於

五克的食物，這本書的「第三部分」已把最合適的食物綜合整理好了。

另外，對我真的很有幫助的，還有只專注在那些營養含量合適的食物上，而不是固執地去想那些不該出現在自己盤子裡的食物（例如米飯、麵條或是馬鈴薯）。接下來，還可以讓人靈感不斷的是，傾聽自己飢餓的聲音，然後用創意回應它，這樣就已經踏出了邁向生酮大廚的一大步。

改變午餐和晚餐很容易，只要把可以令人飽足的副食，如米飯等，用一樣或是多樣合適的蔬菜取代，再佐以好油。保證您也能很快想到一兩道傳統佳餚，然後用美味的歐防風泥[1]加上櫛瓜取代馬鈴薯上桌。進行生酮飲食的頭幾天您一定會有美味的飲食經歷。相較之下，我們實際上放棄的東西不多，得到的反而很多。

早餐不知道要吃什麼？普通的麥片和麵包店的小麵包已經不能再吃了，但還是有很多的可能性，我以前最愛吃一大盆水果沙拉加優格，現在用杏仁粥加上幾粒覆盆子和茅屋起司（Cottage Cheese）取代。您試過木瓜了嗎？用奶油乳酪和椰子粉調配蛋糊做成煎餅，也好吃極了。堅果、種子和一些香料混合很適合做麥片的基本配料，泡過水後再放進烤箱烤，就成了穀麥（Granola），可以帶在路上當點心吃。要不然用好的酥油[2]或是油脂做成雞蛋料理也是很好的早餐，當然也可以當成午餐和晚餐的點心。變化的方式很多，可以用蔬菜、香草和香料全面提升食物的口感和味道。

1.歐防風（Pastinak），一種歐洲的根莖類蔬菜，口感介於蘿蔔與馬鈴薯之間，含鉀量豐富，澱粉含量較馬鈴薯少。
2.酥油（Ghee Butter），是印度傳統飲食中常用，從發酵牛奶中提取出來的一種油脂。

我們也還是能繼續吃甜品，只要改用甜味劑、甜菊糖，或是糖醇如赤藻糖醇調味，許多東西還是可以維持不變。烤糕點時可以用杏仁粉和一點椰子粉取代穀類麵粉，每個人都認識這些常在聖誕糕點裡出現的食材，只不過生酮飲食的麵包坊是整年都用它們。

尤其是因為我必須自己蒐集所有相關資料，所以改變飲食對我來說不是件容易的事。眼前這本書的新版本正好彌補了這個缺陷，且市面上也陸續出現了許多關於低碳水化合物飲食和生酮飲食的食譜和糕點烘焙書籍。一般市場裡也有愈來愈多適用生酮飲食的食材和食品，人們不用再像我一樣在廚房裡卯足全力，也能進行生酮飲食。然而，不可缺少的是扎實的知識，因為這些食品裡，有的雖然幾乎不含碳水化合物，但是脂肪含量太少。而且一塊低碳水化合物的蛋糕只要塗上奶油或是椰子油，馬上就會變得更美味。

我對自己的要求從過去到現在都是要長期維持在酮症（Ketose）的狀態下，也就是處於肝臟能製造酮體的代謝狀態下。也就是說，讓個人的主要能量來源由葡萄糖轉換為酮體。如果我們不能把飲食習慣貫徹改為生酮飲食（例如吃太多碳水化合物或是蛋白質，又或是脂肪攝取太少），我們的身體就會「脫離酮症」，肝臟會停止生產酮體，新陳代謝又會改以葡萄糖為主。

這種情形有可能發生，特別是在一開始我們還不太熟悉生酮飲食時，但這也不是什麼大災難。不過以我的經驗來說：如果固定交替進行生酮飲食和高碳水化合物飲食，並不是個好策略，因為轉換新陳代謝方式對身體來說永遠是一個負擔。癌症病患最好把資源運用在日常生活或

是治療中，而不是浪費在長期適應新陳代謝上。此書很專業地協助讀者踏上生酮飲食的第一步，且即使是在好幾個月之後，還是一個不可或缺的助手。我自己也常常重複閱讀並為之驚訝。有些知識可以不斷複習並再深入研究，書裡的資訊也不斷補充我自己的經驗，並讓我能有更新更好的理解。

但是，生酮飲食與一般廚房和麵包店裡的主流食物還是「不一樣」，所以你要有勇氣與別人「不一樣」，攝取有助生酮的食物，勇敢地將油一再倒在沙拉上，然後對餐廳裡其他人訝異的眼光一笑置之。你還可以替朋友烤糕點和煮飯，他們對你廚藝的讚美可以讓你更有動力。最近的一次聚會中，我們整場都只吃符合生酮飲食的烤肉大餐，買來的「正常」法國麵包居然都沒有人碰。這豈不是最好的證明，說明生酮飲食可以美味可口，而且幾乎不用做任何犧牲嗎？

如果有家人和朋友也跟你一起進行生酮飲食，並且能夠因而了解病人不需要在飲食享受上折磨自己，烹調生酮飲食也不如他們想像的那麼複雜，那麼他們的理解會與日俱增。這會讓你獲得更多諒解，還有更多來自親朋好友的支持，周圍的人會想幫忙，病人也能學會配合旁人的需求來料理生酮飲食。

除了親朋好友外，醫生也是癌症確診後最重要的夥伴，但是他們通常缺乏想像力，不知一般人能如何在日常生活中處理低碳水化合物飲食，大部分醫生會認為生酮飲食對病人來說是很大的限制，更不用提他們對生酮飲食意義的懷疑。因此，我們常常從醫護人員那裡聽到讓人氣餒的話語，例如這樣生活太辛苦了，良好的生活品質真的對病人很重要

等。我也常聽到有些病人說，得到這麼嚴重的病，應該要好好地對待自己，不應該還要學習放棄所愛。

根據自己多年的經驗，特別也是身為一個懂得享受的人，我可以在這裡說：生活品質和飲食的享受完全不會打折扣。恰恰相反。我們只需要把想法改變一下，加上一點點計畫和對新事物開放的心態。當然，徹底反思從小習慣的飲食方式，並學習另一種新的飲食方式，是一大挑戰。然而，生酮飲食的病人通常有必要的動機和時間去吸取新的知識。加上現今採取低碳水化合物飲食的人不再屬於小眾，因為有愈來愈多人基於健康或是健身的理由，開始只攝取少量的碳水化合物。如果執行生酮飲食困難重重，或者按照新食譜以豐富食材做出來的餐點不是那麼可口，是不會有那麼多人願意採取低碳水化合物飲食的。我們不能忘記脂肪是味道的載體。另外，味覺也會朝好的方向改變：不用多久，我們就會覺得杏仁奶太甜，而且也會覺得不加奶油的高山乳酪太乾了。

在廚房裡發揮創意能帶來許多樂趣，自己做的成功料理幾乎每天都在證明自己選擇了正確的路。

如果剛開始腦袋和肚子可能有點不適應，再加上也不是所有的食物都成功，請不要氣餒，讓這本書、新的料理創意和對健康的好處，帶給你靈感和動力。

這本書裡可以得到關於這種飲食方式的基本常識、最新科學知識和實用的點子。我認為這本書很成功，並且很有價值。沒有這裡介紹的知識，我癌症轉移後的生活可能完全不一樣，感謝作者們寫了這麼有用的經典著作，特別是康美樂教授給我的啟發、信念和支持。

有一點很重要，我必須說：是的，在癌症轉移四年後，我已經得到完全的緩解，也就是說：沒有腫瘤成長的跡象。是的，我如今感覺非常好，對未來充滿了計畫。是的，我的腫瘤醫生把我稱作他的「奇蹟女人」。是的，我相信，生酮飲食搭配定期運動在這裡扮演了一個重要的角色。

但是，我們當然不知道癌症緩解確切的原因何在。我寫這篇文字是想告訴大家，改變飲食習慣對病人是可行的，並且能帶來好處，但不是認為我的例子足夠證明生酮飲食的「療效」。我們需要更多相關研究，我希望這些研究能進行，雖然經費負擔是一大障礙，因為沒有一家藥廠能藉由這些研究賺到錢。

同樣重要的是，有些人把生酮飲食當成傳統治療癌症方式之外的「另類治療」。我認為這種觀點是錯誤的，並且很危險。我僅把它視為輔助治療的一種方式，並沒有拒絕傳統西醫的治療。未來我還是會做相同的決定，這樣做的意義在書裡也有說明。

我設立了一個臉書群組提供病患間交流想法、問題和煩惱之用：https://www.facebook.com/groups/ketobeikrebs/。它已經成了一個交流頻繁的園地，可以在線上遇到有同樣想法的病人和一些專家。

願您在閱讀時能獲得啟發，並祝您能成功地進行生酮飲食，同時還享有很多樂趣。

克莉絲緹安・瓦德 (Christiane Wader)

慕尼黑，2015 年 10 月

看醫生

生酮飲食雖然跟人類的歷史一樣久遠，但是被科學認定為治療癌症的策略，卻是相當新的一件事。

很可能有一些家庭醫生還沒聽說過生酮飲食，甚至機率還不小。但這些醫生並不是特例，因為到目前為止，德國總人口裡只有少數人認識生酮飲食。若有醫生對此不知情，一定不會是行業中的特例。一般而言，一個醫學新知要花十八年時間才會落實到醫生的診所裡。

其實我們不需要等十八年，因為醫生現在也已經很習慣病人帶著他們從電視、書籍、網路或其他地方蒐集到的資訊前來就診。就算是最好的家庭醫生也不可能無所不知，但是一個好醫生在面對這樣的病人時，他應該樂意去了解病人的需求和問題，並蒐集相關資料。這要比二十年前容易多了，因為他也可以使用網路。

我們當然建議每個病人一定要跟家庭醫師或是腫瘤科大夫討論飲食內容的改變，並接受醫療人員從旁諮詢協助。特別是某些病例，比如說已罹患糖尿病並正接受藥物治療的患者，醫療人員的輔導更是不容或缺。無論如何，只要一感覺到不舒服，就應該馬上尋求醫療諮詢。有些個別案例顯示，病人會發生甲狀腺功能不全而影響血脂肪數值的困擾。如果發生這樣的問題，一般可由醫生開藥治療。極有可能發生的情況

是，甲狀腺的功能只是輕微降低，但不會造成身體的困擾。這樣的情況也會發生在斷食的時候，因為斷食對身體造成的影響與生酮飲食類似。

生酮飲食對絕大多數人而言都不會造成問題，但是每個人不一樣，我們不能排除有這麼一、兩個人在改變飲食習慣後，出現適應上的困難，無法承受這類飲食。所以，有醫生從旁協助是有意義的。實際上，有愈來愈多醫生接受有癌症病例進行生酮飲食。贊成的理由一方面是來自研究結果，另一方面也常常來自他們對長期攝取低碳水化合物和高脂肪食物癌症病患的觀察。過去幾年裡，特別是一些電視節目針對這個主題，製播並記錄了這些病例和醫生們對此的意見和看法。

但是，也很有可能遇到對這種飲食方式抱持抗拒態度的醫生，即使病人能指出醫學上的根據也不接受。若是如此，身為病人該如何反應呢？這時候，病人可能真的應該考慮換醫生，或是再多找一位對生酮飲食採開明態度的醫生。可喜的是，德國自從取消了診所費以後，這種做法不會增加額外的費用。

另外一個能得到醫生積極協助的機會，就是參加生酮飲食應用在癌症上的臨床研究。我們在此書的附錄裡已列出聯絡地址。

Part 1

為什麼要進行
生酮飲食？

理論基礎

1 癌症是什麼──癌細胞吃什麼？

　　癌症常被形容為細胞變異，也被定義為是細胞不正常增生。實際上，癌症並不是「一種」病，而是許多種不同類型的病。然而，不管癌症發生在肺部、胸部、肝臟、血液，還是其他的身體組織，共同的現象就是細胞失去了控制。那麼，這裡所謂的「控制」究竟是什麼意思呢？

癌症是什麼？

　　人類和絕大多數的動植物（只要不是經由無性生殖或插枝繁衍的物種），在生命的初始都是一個單細胞，通常是一個受精卵。如果這個細胞直接進行分裂，不斷製造跟先前一模一樣的新細胞，最後只會形成一大團細胞，而不會變成一隻海馬、一棵椰子樹或一個人。

　　細胞要長成一個複雜的生物體，必須在程式的控制下進行分裂和分化，這個程式的編碼儲存在基因裡，同時也受周圍環境的影響。

受基因控制的細胞分裂有三項意義：

1. 產生適量的細胞以滿足需要（例如：長成一個大小正常的肝臟）。
2. 在特定的地方分化成有特殊功能的細胞（例如：在肝臟分化成肝細胞，肝細胞長得跟其他細胞不一樣，功能也異於肌肉細胞和腦細胞）。

3. 無用的細胞會受到驅使有目的的凋亡。

　　如果一切運作正常，人類受精卵就會長成一個堪稱正常健康的人。

　　缺乏監控機制，我們只是一團無限擴張的細胞，基本上跟腫瘤無異。這個監控機制非常複雜且精細，但無奈的是，也會發生錯誤。人的一生，身體都會不斷產生失控的細胞，大部分的細胞會自行死去，或是被免疫系統發現而消除它的危險性，或者至少被周圍的環境圍堵牽制。但是，這些失控的細胞有時候也能突破重圍，繼續分裂形成細胞團，裡面的成員再繼續不受控制地分裂，直到這團細胞大到造成身體病痛。它們會穿透臟器造成損害，與體內健康細胞搶奪能量來源；游離出來的壞細胞也可能在其他部位落腳，繼續長成新的細胞團，即所謂的腫瘤轉移。如果發生這樣的情況，醫生稱之為惡性腫瘤。

　　癌細胞失去了在人體——在一個有機體內——有意義並在控制下生活的能力，它也逐漸失去了原本臟器細胞的特徵和用處。

　　不正常的細胞增生並不是各類腫瘤唯一的共同點，無論腫瘤的成因是基因突變或是病毒感染，幾乎所有惡性腫瘤都有一項特點，它們汲取養分和能量的方式異於一般細胞。

癌細胞吃什麼？不吃什麼？

　　細胞是生物，需要攝取營養。小腸從食物裡吸收糖並釋放到血液裡，正常的人體細胞藉由血液中的氧燃燒糖並加以利用。除了糖以外，正常細胞還可以燃燒脂肪和蛋白質。這個被稱為「細胞呼吸作用」的過

31

程，能有效獲取能量，幫助我們思考（大腦）、解毒（肝臟）、採買（肌肉），將糖送進血液中（小腸）等等。

為了有效獲取能量，身體還需要很多幫手，這些幫手名叫粒線體，也被稱為「細胞發電機」。唯有透過粒線體有效製造能量，一個複雜且擁有不同組織和器官的多細胞有機體，才能繼續發育並維持運作。

癌細胞與一般細胞不同，即使體內的氧充足，它還是會慢慢停止呼吸，持續減少氧的用量，改採無氧呼吸。如此一來，即使在氧不足的組織裡，例如在血液循環不良的腫瘤中，癌細胞還是可以存活，繼續分裂。且即便氧供應恢復正常，癌細胞也不會完全回復到細胞呼吸。這種常態細胞呼吸作用的不同，是癌細胞和健康細胞之間普遍存在的差異之一。這點很重要，因為就我們所知，會呼吸的細胞從來都不具有癌細胞的危險特性。

就因為癌細胞呼吸的效率不高，所以身體需要多消耗好幾倍的糖。腫瘤極度需要糖，愈惡性的腫瘤需要愈多的糖。但雖然腫瘤會消耗大量的糖，得到的效益卻很低，所以連蛋白質分子都會被拿來使用。然而，有一點很重要：**癌細胞無法使用脂肪**。

惡性腫瘤細胞和健康細胞在能量利用效益上的差別，就好像是一八一二年湯馬斯・紐科門（Thomas Newcomen）的蒸汽引擎和現代節能汽油引擎的差別。不過，癌細胞卻特別善於搶走血液裡的糖，使正常細胞的能量來源受到威脅。

不同於需要大量糖才能存活的癌細胞，絕大多數的健康細胞沒有糖也能存活，例如可以利用血液中的脂肪。此外，還有一種很特別的營養

來源:「酮」,也稱做酮體或是酮酸。肝臟能毫無困難地製造酮體,身體和腦部的大部分細胞,也可以有效透過細胞呼吸作用把酮當成能量來運用。不過,只有食物幾乎不含澱粉和糖類時,身體才能製造酮體。

附帶的健康效果

如果能盡量避免攝取含有碳水化合物的食物,從葡萄糖、結晶糖、果糖到馬鈴薯、麵條和麵包裡的澱粉等等,肝臟就能把脂肪轉換為酮體,身體因此能進入「酮症」的狀態。健康的細胞能利用酮體,就像油電混合車能同時使用電和汽油一樣。但是,如果癌細胞還是癌細胞,那它就無法利用酮體,就像在一部老舊的 Golf 汽車油箱裡掛上一條電線,毫無用處。

進行生酮飲食,主要是幫助肝臟產生酮體,讓健康細胞得到一種癌細胞無法利用的能量來源。雖然腫瘤不會被餓死,因為肝臟還是會製造一些糖,但是它們從生酮飲食得到的糖要比從澱粉類食物中得到的少了很多。除此以外,酮體還有許多其他優點,隨後將一一介紹。

2 碳水化合物、水果和蔬菜健康嗎？

二〇〇七年五月，《醫生報》（*Ärzte Zeitung*）的記者採訪了一位頂尖的德國營養學家，詢問最近剛發表的研究結果中，哪些結果最讓他吃驚。這位教授遲疑了一會兒，然後回答說：攝取大量的水果和蔬菜並不能降低罹癌風險這項結果著實讓他驚訝，「我們還需要一段時間來正確詮釋這個研究結果。」（《醫生報》，二〇〇七年五月九日）

這位教授名叫海涅‧波音（Heiner Boeing）。他是德國飲食和健康最高研究機構——也就是位於波茨坦的德國營養學學院（Deutschen Institut für Ernährungsforschung）的領導人之一。他所提到的研究計畫是 EPIC（European Prospective Investigation into Cancer and Nutrition，歐洲癌症與營養的前瞻性調查），是目前全世界針對營養學所完成的研究中，最好、最大、最貴也最可靠的研究。從一九九二年起，這項研究花了幾十年的時間陪伴受試者，記錄他們的飲食習慣和罹患的疾病。受試者的數目在這段期間已經超過五十萬人。研究結果顯示，只有一點點、甚至沒有任何跡象足以證明水果和蔬菜也許可以防癌（視研究者採取的統計分析方法而定）。差異比較能顯示在不同的人口族群和國家之間，而不是在個人多吃或少吃蔬菜水果之間。我們現在可以問，那以前所有的研究是怎麼回事？那些研究應該曾經存在過吧？這些不都得到了素食有益的

結論嗎？聽起來也許奇怪，但其實這樣的研究並沒有這麼多。

專家們修正看法

那些發現蔬果優點的研究很容易出錯。因為它們跟 EPIC 研究不一樣，EPIC 研究長期陪伴受試者，並忠實記錄所有的事。而以前許多研究的基礎，僅僅是對病患和健康的人做回顧性訪談。如果我們問癌症病患，當癌細胞在他體內形成的時候，他吃的蔬果是比較多還是比較少？很可能發生下面的情況：因為他學過蔬菜水果有益健康，所以他回答，他吃的蔬果應該是比較少的（因為生病總要有個原因吧）。健康的受訪者則比較傾向於吹噓他們「健康的生活方式」，所以他們記憶中吃下的蘋果和胡蘿蔔，也許比實際吃的還多了幾個。科學家把這種干擾因素稱之為先入為主的觀念，或是英文的「Bias」（偏差），這已經讓無數昂貴的研究被丟進了垃圾桶。

一九九七年世界癌症研究基金會（Welt-Krebsforschung-fonds）的專家還在他們第一個大型的研究報告中指出，他們有「讓人信服的證據」顯示，植物性的食品對防癌普遍有效。但是現在，就連這些專家的態度也變得比較保守。所有的結果都顯示：過去幾十年來的「健康常識」──只要普遍攝取大量水果和蔬菜，無論怎麼混合搭配，都有助於防癌──是錯誤的。但是，確實有不少證據指出，某些特定的植物和植物成分可能會有抑制癌細胞的效果。例如番茄裡的茄紅素（煮過的，不是生的）似乎真的可以降低罹患前列腺癌的風險，還有不同品種的甘藍菜。薑黃或是藍莓和覆盆子可能真的含有癌細胞不「喜愛」的分子，正如某

一本非常受歡迎的癌症飲食書籍的書名一樣。

但是很顯然的，蔬菜和水果裡面也有一些物質，甚至會促進癌細胞的生成和擴散。因為總有某些成分最終會把這個大型研究所發現的成分（如茄紅素）的正面效用一筆勾銷。很多證據顯示，這個會起抵銷正面效用的害群之馬不是什麼複雜、還沒有被研究過的邪惡分子，而是歷史悠久又友善的老好人：糖和它的近親。

「健康的」能量──果糖和澱粉的缺點

如此一來，碳水化合物是「好」的能量供應者，無論如何都應該比「壞」的脂肪優先攝取的神話，也開始動搖了。

德國營養協會（DGE）還是跟以前一樣建議，人們每天所需要的卡路里量，一半以上應該以碳水化合物的形式來滿足。碳水化合物諸如結晶糖、葡萄糖、果糖和澱粉，大量存在於麵包、麵條、馬鈴薯、麥片、水果、啤酒和甜點中。這些食物在腸道裡被消化後，最後只留下葡萄糖，常常也留下果糖。

這些糖當然是有效的能量來源，但它們是否也是健康的能量供給來源？就連不久前還在倡導碳水化合物學說的專家，現在對糖也有了疑慮，特別是牽涉到癌症病患時。就在幾年前，德國癌症協助組織（Deutschen Krebshilfe）的專家還建議病患，應該完全按照德國營養協會的規定攝取飲食。不過現在，德國癌症協助組織最新出版的《藍色指南》（Blauen Ratgeber）中，在「配合代謝飲食」（metabolisch adaptierte Ernährung）一欄下面，建議逐漸失去體重和元氣的病人應該做完全相反

的事：飲食必須富含蛋白質，且脂肪（而不是糖和澱粉）應該供應我們所需半數以上的卡路里。

「配合代謝」的意思不外是「配合新陳代謝」。新陳代謝是身體和體內細胞生化反應的過程，譬如把食物轉化為養分以供利用。癌症病患和癌症腫瘤的新陳代謝，和一個二十二歲腳踏車騎士的新陳代謝是不同的，騎士確實需要碳水化合物，以便在衝刺時能展現出最佳表現。腳踏車騎士能很快地把糖在肌肉裡消耗掉，病人卻不行。病人的肌肉只能消耗少量的糖，它們比較能把脂肪當成能量來源運用。

為什麼我們要等到傷害已經明顯以失重和虛弱表現出來的時候，才開始進行這樣的飲食呢？從一開始就避免這樣的「耗損」是比較有意義的。

不用擔心低血糖

功能健全的肝臟可以毫無困難地製造身體所需要的糖，所以採低碳水化合物飲食的人通常不用擔心會因為血糖太低而昏倒。很可惜，這也是「不吃糖等於餓死癌症」這個簡單公式行不通的原因。因為就算不吃任何碳水化合物，血液中還是有糖，只是它的濃度明顯比較低，比通常在癌症病患身上測量到的濃度還低。

但是，正在接受藥物治療的糖尿病患者必須非常謹慎。這類病患在飲食改變時，無論如何都要測量血糖值，並且調整藥物的劑量。

採低碳水化合物飲食的人也不用害怕必須放棄據稱很「健康的」果糖，因為它並沒有任何優點，怎麼樣都談不上健康。譬如它會使少數幾

種脂肪向上飆升，這幾種脂肪真的對身體不利，而且會導致不健康的脂肪肝。

兜了一圈之後——
一段簡短的癌症研究史

　　最早對腫瘤的描述是保存在古埃及有三千五百年歷史的莎草紙上，古希臘羅馬著名的醫生也曾描寫過這種疾病的不同類型。一千五百年後，瑞士醫生帕拉塞爾斯（Paracelsus）嘗試了有史以來的第一個化學治療，例如，他開給病人的處方裡有砒霜和水銀。十八和十九世紀，法國和英國的外科醫生開始替罹患乳癌的婦女開刀，在沒有真正麻醉的情況下進行手術是極端痛苦的，而且當時的衛生條件也很不好，最後，很多病人不是死於癌症，而是死於感染。

　　「現代的癌症研究」大約開始於一八八四或一八八五年的某一天，維也納的一個醫學系學生恩斯特・佛洛伊恩德（Ernst Freund），注意到一件很特別的事。他一共檢驗了七十名癌症病患的血液，發現每個病人的血糖值都「異常」地高，佛洛伊恩德也確定，腫瘤被切除後，血糖值又恢復了正常。一直到很久以後，癌症病患血糖值高的原因才被揭曉：腫瘤會影響病人的新陳代謝，好讓腫瘤本身獲得大量的糖分。為什麼說佛洛伊恩德的方法是「現代的」呢？一方面他使用現代生物化學的方法，讓他除了觀察以外，還能真正測量一些東西。另一方面，他嘗試以大量的病人數目來確保他的測量結果不是巧合或是特例。他想確認，他真的找到了癌症的普遍症狀。七十名病人裡有七十名症狀相同，就算是

現代最嚴苛的統計學家也會將此一結果視為「高度有效」——也就是被評定為極度明確和清楚。

給病人奶油

奇怪的是，顯然當時沒有人真的對佛洛伊恩德的研究結果感興趣。直到幾十年以後，距今大約九十年前，亞歷山大·布朗斯坦（Alexander Braustein）才在柏林大學針對糖和癌症的關聯性做了更進一步的研究，他在實驗室裡觀察剛被手術切除的良性腫瘤和惡性腫瘤，發現惡性腫瘤消耗很多糖，但良性腫瘤消耗的糖非常少，這表示體內高血糖的受益者是腫瘤。

後續的癌症研究和治療可以填滿整整一本書，如果讀者對更多的內容有興趣，可以閱讀我們的書《癌細胞愛糖，病人需要脂肪》。在本書我們想把內容侷限在最根本的地方：

- 愈惡質的癌細胞，愈需要以糖酵解作用來滿足它的能量需求。
- 不同於其他的細胞，癌細胞不需要氧就能成長，就算有氧供它使用，它多半也不會用。
- 癌細胞就是在這一點上和絕大多數正常細胞不一樣。
- 細胞無氧呼吸的過程會產生乳酸，會使組織變酸性，更容易受癌症侵襲。

在這個領域裡，最重要的科學家是位於柏林達雷姆（Berlin-Dahlem）

的威廉大帝生物學院（Kaiser-Wilhelm-Institut）的奧托·瓦爾堡（Otto Warburg），他的癌症研究常被提名角逐諾貝爾獎，但他最後卻是因研究正常的細胞呼吸而獲獎。

　　瓦爾堡和其他的研究者也經常思考，可否將腫瘤對糖的渴求運用在治療上？該如何進行？之前提到的恩斯特·佛洛伊恩德曾嘗試讓癌症病患進行飲食療養，讓食物裡面含超高量的脂肪（比如超量的奶油），但是碳水化合物很少。很可惜相關的資料沒有留下來，我們不知道這個療法是否成功，又有哪些結果。只有一件事被記錄在他的一篇文章裡，顯然，讓病人忌口是非常困難的。

　　為什麼這個研究沒有被全力往下推展呢？難道瓦爾堡、佛洛伊恩德和其他所有人的理論不正確嗎？絕對不是。他們的證據是如此清楚和明確，就像佛洛伊恩德第一個研究的結果是七十名病人有七十名症狀相同。又或許他們的結果雖然有意思，卻對癌症預防、治療和治療的配套措施毫無意義和用處？

代價昂貴的基因研究勝利

　　有很長的一段時間，人們抱持的都是這種看法。至遲在一九七〇年代，當第一個跟癌症有關的基因突變被發現以後，所有的研究就幾乎只圍繞著基因打轉。科學家很興奮地開始尋找癌症基因，以便能用特別的療法來對抗它們。科學家發現了許多與癌症有關的基因，但是發展出來的有效療法卻極少，唯有當某一特定的腫瘤類型與某一單獨特定的癌症基因有關聯時，才能針對此處進行治療。到目前為止，由此發展出來的

41

療法一方面極為昂貴，另一方面通常只有一段時間有效，直到之後癌細胞經過新的突變不再對療法產生反應。但是大多數的癌症類型裡，基因突變的數目眾多，要杜絕裡面的一個基因突變，就像在花園底下的地道迷宮裡抓一隻田鼠一樣困難。

事實上，過去半個多世紀以來，癌症療法也很少針對特定腫瘤的特殊性下手，相反地，治療的目標都是所有癌症普遍和共同的特點：癌症細胞經常快速地分裂，所以人們就給它們一帖毒藥或是一劑放射線，讓基因組在細胞分裂時受損並死亡。然而，人體的其他部位——例如腸道、免疫系統或是髮根——也必須不斷進行細胞分裂，毒藥和放射線也都會影響它們。而那些分裂得沒這麼快的細胞，也常常受到相當的損傷。

為什麼我們不能把癌細胞的新陳代謝，把它們的酸產物和對糖的愛好當作標的來發展新療法呢？實際上，過去幾年，也就是在這種可能性被完全忽略了幾十年以後，這個領域的研究有了飛躍性的發展，已經測試了幾個這樣的療程。

就這樣，癌症研究在一百三十年裡兜了一圈，到目前為止，藥物管制局通過的還沒有真正有效的新藥。

但病患還是可以根據這個已有一百三十年歷史的認識做些事，我們可以目的性地攝取飲食，生酮飲食正是針對癌症細胞和健康細胞不同的新陳代謝和營養需求所設計的。

我們的祖先是這樣吃的

生酮飲食——**吃很多脂肪、豐富的蛋白質，少量的糖和澱粉**——並不是食療專家們所宣傳的創新飲食療法，不是一種新且沒經過長時間實驗的飲食。生酮飲食基本上是我們自己祖先幾萬年來所吃的食物。

在人類歷史最長的一段時期裡，還有大部分人類祖先的族群裡，完全不可能定期甚至每天攝取大量含有糖或澱粉類的食物。那時候沒有巧克力棒，連穀物也都還沒有。至少在非洲、歐洲、澳洲和亞洲也找不到馬鈴薯。野生植物中所含的糖和澱粉比我們現在的農產品少很多。野生堅果也比其他所有食物含有更多脂肪。獵人、漁夫和採集者主要吃的東西就是他們的漁獵物。這些食物以脂肪和蛋白質的形式提供能量和建構生命的元素。

進化靠脂肪

脂肪也提供讓人之所以成為人所需要的能量和建構元素，沒有它們的話，人類最大、最有功效的大腦（一半以上是由脂肪構成）就不可能發展成形。

如果有人基於倫理或是道德因素，又或是為了保護地球資源而決定不吃動物，是能讓人理解並肯定的。而且，如果想維持素食的生活方

式，也還是可以進行生酮飲食。對一個會思考、有感覺的二十一世紀人來說，無論我們對吃動物採取何種態度，可以確定的是，現代人之前的無數代祖先們，一年中大部分的時間裡吃的碳水化合物都很少，並常常大魚大肉。人類的身體到今天仍然很適應這類飲食。目前過著傳統生活的族群，他們還是以這種方式，靠著高脂肪食物很健康地生活。

大約在一百年前就有研究者注意到，愛斯基摩人大多吃高油脂的魚和肉，但是當時那裡幾乎沒聽說過有癌症和心血管疾病。

北極研究人員長期停留在北方之時，不可避免地會拿麵包和富含馬鈴薯的餐點，向愛斯基摩人換取當時已被認為是不健康的食物。工作結束之後，這些研究員還是從吃驚的頂尖醫生手裡取得「最佳健康狀況」的診斷證明。

又或者是波利尼西亞托克勞島（Tokelau）上的居民，他們吃進的卡路里中，幾乎有四分之三是來自脂肪含量高的椰子，其餘的卡路里來自魚和麵包果。但他們大致上都很健康，直到他們開始吃補給船載來的食物：餅乾、麵粉製品、糖、罐頭和其他類似食品。這些食物讓以前不為人知的疾病如痛風、糖尿病、心臟疾病和癌症，在短短幾年裡廣為流行。

幾乎沒有碳水化合物

批評者常常指出，這些被視為健康的「脂肪食用者」之所以沒有生病，是因為他們活得還不夠久。這種認為「他們反正遲早會被野獸或是熱帶疾病給奪走性命」的觀點，表現出西方社會對那些所謂的「野蠻人」或是「未開化人」的一種自大狂妄。且這種看法也在某些可以被檢

驗的案例上被推翻。最好的例子就是北美洲的原住民。一百多年前，他們在保護區裡雖然沒有受到較好的醫療照護，可是他們比其他美國人受到更好和更全面的關照，畢竟他們是受保護者。哥倫比亞大學的研究者在他們身上幾乎找不到癌症的病例，老年人口的比例甚至明顯高於歐洲移民和他們的後代。

總體而言，這些族群的飲食習慣從過去到現在極端不同，有些族群以植物性食物為主，但是常常脂肪比例含量相當高（請參考椰子）；幾乎四分之三的原始社會中，動物性食物的比例占了每天所需食物一半以上；只有 14% 的原始社會一半以上的食物來自碳水化合物。除此以外，這些在自然中靠自然生活的人還必須到處移動，以保障他們食物的來源。而運動（請參考第 72 頁）在身體裡引起的生化過程和高脂肪飲食非常類似。

在過去這段時間裡，一群沒有癌症的人在全球發起了一個實際的「運動」，他們按照所謂史前或是石器時代的飲食方式生活，會這樣做是因為這種飲食讓他們覺得比較有活力，且他們也想藉此預防文明病——除了癌症以外，還有心血管疾病、自體免疫疾病、過敏，甚至心理障礙。

雖然幾十年來食療專家和健身女王特別警告我們脂肪的種種壞處，但我們仍然跟過去石器時期的人類是一樣的，無須因為攝取生酮飲食裡的油脂而擔心健康的問題。

5 是基因，還是環境和食物？
是命運，還是機會和希望？

　　人類細胞活在人體生態系統裡，是否能和平執行任務，或是會表現脫序失常，端看細胞基因的活動狀況和周遭的環境。有時候，有著最馴服基因的細胞也無法和平生活；有時候，有著最危險基因的細胞也可以勉強過著低調的生活。所以，為什麼已經偏離正路、分裂不受控制，甚至已經形成腫瘤的細胞，不能藉由周圍環境對它們的影響，而變得正常和平一點兒呢？

　　「大家普遍都認為癌症是不可逆轉的絕症，造成癌症的原因是基因突變的集合（……）。如果癌症是因為不可逆轉的基因改變所導致，那麼癌細胞就必須被殺死或是手術切除，以避免死亡；從這個角度來看，使用毒性療法，即使因此讓病人生重病也是無可厚非（……）。但是，如果癌症是可逆的過程，那所有的癌症治療典範都要跟著改變。這是最具顛覆性的想法。」

　　這段引文不是出自什麼另類療法的專家，而是波士頓哈佛大學醫學院的教授唐納・英貝爾（Donald Ingber）。會讓他有這種「顛覆性想法」的原因，是他對許多學術研究進行了仔細的審視。一大堆研究的結果根本不符合傳統認為癌症不可逆轉的看法。有些研究顯示，基因完全正常的細胞在特定影響下轉變成了腫瘤組織，但當我們有目標地改變「影響

因素」時，這些細胞又會突然變得正常。除此之外，還有一個久為人知的事實，解剖意外死亡者的屍體時，大都會發現體內有一連串的小腫瘤，這些人如果沒過世，他們以後會得癌症嗎？答案是否定的，如果會的話，癌症病患占總人口數的比例會比現在還高出很多很多。事實上，隱藏在年輕人身上的腫瘤只有極小部分將來會造成問題。所以，人可以帶有腫瘤，但還是完全保持在健康的狀態。

　　有些研究結果也顯示，高侵略性的癌細胞在沒有攻擊性的療法下停止了侵略行為。譬如這些癌細胞接觸到雞的胚胎細胞時，癌細胞不受控制的細胞分裂就立刻停止了。芝加哥研究人員在二〇〇七年指出，這些癌細胞甚至完全配合它們的新環境，並參與從胚胎發育成一隻正常健康小雞的過程。如果我們給雞注射一種會致癌的病毒，腫瘤大都只會出現在被注射的地方。雖然病毒可能擴散全身，但腫瘤只能立足於因注射傷害而被改變和干擾的「環境」裡。所以在這個案例裡，必須是基因及環境因素同時發生作用，腫瘤才會形成。

體內環保

　　臟器內哪些「環境因素」會讓細胞有轉成癌細胞的風險？哪些因素又可以阻止細胞發展成癌細胞？這些因素是可以影響細胞生長、發炎和其他生化過程的訊號物質。它們也是細胞周遭環境中的不利因素，比如細胞生存環境的酸度。它們甚至是一些會直接影響細胞基因組的生化過程，比如影響某些基因突變的強度、使之嚴重與否的生化過程。最重要的是，這個生化過程是病人可以積極影響的。我們可以透過生酮飲

食——**最好跟身體的活動結合**——將這些過程帶往正面的發展方向。

每一個人體細胞都有一套完整的遺傳訊息，如果細胞內所有的基因一直保持「活躍」的狀態，就算沒有發生病態的突變，身體裡也將是一團致命的混亂。因為沒有任何細胞可以同時是心臟、腦、肝臟、肺臟、肌肉和胰臟。所有高等生物，包括人類，都是複雜的有機體，不同的器官和組織有不同的功能。這主要有兩個原因，一是被啟動和被關閉的基因。那些被關閉的（也就是什麼都不做的）基因和被啟動的（也就是活躍的）基因一樣重要。

這也跟飲食和生活習慣有關。基因和環境這兩者決定了基因的活動。每個人都會死亡，這在基因上無法做任何改變，但是我們卻完完全全可以影響基因的環境。尤其是可以透過飲食，還有身體活動、睡眠和心理等等因素影響。這個理論並不是胡說八道，現在已經有一個研究領域稱做表觀遺傳學，特別致力於鑽研外力對基因活動的影響。目前為止已經累積了許多科學驗證過的資料，可以說明飲食如何能在短期和長期間控制基因的啟動和關閉。

基本上，癌細胞並不是因為基因突變而變得危險，它之所以危險，是因為癌細胞裡突變的和沒突變的基因被啟動活化（而有些通常具有保護作用的基因卻被關閉）。主導糖吸收和酵解的基因就是一個例子。海德堡德國癌症研究中心的克拉麗莎・葛豪瑟（Clarissa Gerhäuser）認為，如果這些基因「被啟動」，就會形成一種自我強化的系統：新陳代謝會轉變為讓細胞吸收更多的糖，同時，被改變的新陳代謝也會讓主導糖代謝的基因愈來愈活躍。

腫瘤也能藉由它在發酵過程中所產生的乳酸來影響環境，腫瘤會讓附近的組織酸化，為自己創造有利的環境條件，方便繼續往組織裡生長。酸化正是腫瘤可以「擴散」，也就是讓癌症轉移的助力。

　　我們不能誤以為可以很簡單地將癌細胞基因永遠完全「關閉」，但是我們的確有許許多多可以有效地影響癌細胞基因的可能性。例如在實驗室裡，某些植物成分（如綠茶、青花菜或是香料薑黃）可以透過改變腫瘤基因的活躍程度，來抑制腫瘤吸收糖。然而，那些推薦這些抗癌食物的專家也應該承認，到目前為止沒有人知道這些植物成分在活體內的功效如何。問題在於，大部分物質在人體內能達到的濃度很低。有個眾所皆知的例子是，紅酒的白藜蘆醇能消炎和對抗癌細胞，但為了讓白藜蘆醇在體內達到可以產生作用的濃度，我們必須喝下的紅酒量可能讓我們在之前就先死於酒精中毒，或是脹到爆。還有其他問題，例如咖哩裡的薑黃素在身體內普遍吸收困難。

　　酮體的情況就完全不同了。進行生酮飲食在血液裡能達到的酮體濃度，及其對基因組活動的影響，可以從動物實驗中觀察到。基因活動改變可以抑制發炎和促進細胞呼吸（請參考第 82 頁），這兩種作用正可以對抗一般的癌症。

　　自然界裡，完整無缺的生態系統比一個已經受干擾而失去平衡的系統，更能抵擋突發的洪水或是蟲害。同樣的理論也適用完整無缺的「人體生態系統」，它對疾病帶來的干擾反應較好。攝取正確的飲食能讓人體生態系統盡可能對疾病和腫瘤做出最好的反應。

6 糖和太多胰島素的壞處

　　許多類型癌症的療法到目前為止的進步都不大。當然，我們可以冀望未來在這方面會有些作為。幾個新近的研究結果也確實讓人振奮：一方面，我們愈來愈了解不同類型癌症基因上的成因；另一方面，過去幾年來研究者對本書的理論基礎——**腫瘤細胞的新陳代謝**——也愈來愈感興趣。目前這個領域也正在發展一些所謂的「標靶」療法，連一些長久以來使用在其他標的上的藥物，例如抗糖尿病的藥物二甲雙胍，也適用於這種療法。

　　不過，針對最近研發的新藥物，我們必須很現實地提出一點：到這類新的標靶療法能被應用在不同類型的癌症上，還需要等上很長的一段時間。因為新藥必須經過長時間的測試，而且所費不貲。

　　和現正罹癌的病人說，目前從基礎研究發展出來的藥，必須等大約十年或二十年以後才會被核准上市，是件很諷刺的事。聽起來好像是說：很抱歉，您發病的時間早了幾年。更諷刺的是，其實我們早就有機會能好好利用腫瘤細胞與健康細胞不同的特質。我們可以影響並改變身體條件，可以針對身體的健康部位補強，又不會幫到癌細胞，理想狀態下甚至可以壓抑癌細胞。生酮飲食就是最好，也是最容易實踐的可能方法。就目前所知，生酮飲食並沒有什麼根本上的副作用，它也不昂貴，

只要用普通的食物就可以進行。

　　特別是與傳統的癌症療法並用時，或是在每次療程的中間進行，病人都可以從生酮飲食中獲益。事實上，愈來愈多證據顯示，生酮飲食可增強化療或是放射線治療的效果，並減緩它們的副作用。

　　在一項值得注意的研究裡，老鼠的體內被植入腦瘤細胞，結果顯示採取正常飲食的老鼠比採生酮飲食的腫瘤擴展得較嚴重，也死得比較早。如果動物只採正常的飲食，一般腦瘤病患使用的放射線治療只能延

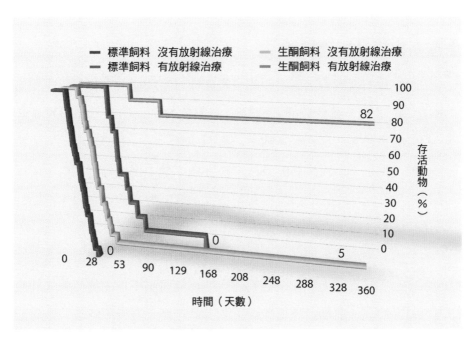

圖 1：富含脂肪的飲食讓罹癌老鼠的放射線治療結果得到改善。在沒有任何治療的情形下，進行生酮飲食的老鼠活得比進食正常飼料的老鼠久。放射線治療可以延長動物的生命。所有接受正常飲食和治療的動物活得都比沒有接受治療的動物久。接受放射線治療又進食生酮飼料的老鼠，活得比大多數的老鼠久；其中一隻老鼠大約五十天後死亡，另一隻活了九十天，其餘九隻最後完全沒有腫瘤。資料來源：Abdelwahab et al.(2012) PLoS ONE 7(5):e36197.

緩腫瘤成長，但是採生酮飲食的動物，十一個裡有九個的腦瘤在放射線治療後腫瘤完全消失，這些動物最後戰勝了牠們的疾病。

　　但老鼠不是人類，這種組合的效果還是得進行人體研究才行。目前在法蘭克福正進行名為 Ergo 2 的研究，讓腦瘤病患在進行放射線治療時，進行生酮飲食或讓他們禁食。研究結果什麼時候會公布還不清楚，但對每位病人很重要的是，他們認識了這個選項，而且可以正確並實際地評估它。在跟主治醫生商量過後，每個人可以決定在傳統的療法之外，是否願意再多做一項嘗試。

血糖高會提升罹癌風險

　　生酮飲食如何影響腫瘤需要的生長條件以幫助病人，科學已經知道了哪些？在這裡，我們只能列舉幾項最重要的。我們並不想用專業名詞、複雜的實驗方法，和太多的「一方面這樣、另一方面那樣」造成讀者的負擔。但是本書所推薦的方法，在許多人眼中仍屬稀奇獨特，所以至少簡短地介紹一下它的科學根據不僅很重要，對那些正在尋求幫助且不希望被傷害的病患也較為公平。

　　大型研究很清楚地顯示：血糖值高罹癌風險也較大。糖尿病患者罹癌的頻率高於常人，尤其如果他們的血糖長期居高不下。癌症病人的血糖值也常常較高。血糖值高低和剩下的壽命長短有明確的關聯。在典型糖尿病的血糖值下，癌細胞成長得比較快、活動力比較強，也比較容易造成轉移。且若血液中含糖量高，也有利於製造幫助癌細胞分裂的荷爾蒙。除此之外，大量的糖也會幫助腫瘤細胞逐步轉換為發酵代謝，而且

變得愈來愈有攻擊性。所以降低血糖是有意義的，而生酮飲食正可以在這方面出上一份力。

我們希望把血糖值降到一個健康、正常，但盡可能低的標準。但是我們無法把血糖完全降到零，要不然我們會死掉，因為譬如說，紅血球需要糖。

胰島素是關鍵

血糖和胰島素兩者是焦不離孟，孟不離焦。胰島素也許是最為人知的荷爾蒙了。吃一餐富含碳水化合物的食物之後，胰腺就會分泌胰島素，幫助人體細胞快速吸收大量突然可供支配的糖。這是有意義的，因為這樣可以提供細胞養分，同時又可以迅速降低身體內的血糖，因為高血糖並不健康。

癌症的典型症狀不只是血糖升高，常常胰島素也會升高。無論從任何角度來看，這都不是一個好現象：胰島素長時間在體內運作會啟動致癌過程，還會讓這個過程持續：比如它會讓身體產生癌細胞需要的荷爾蒙和生長因子，以利癌細胞分裂和成長。另外，胰島素本身也具有生長因子般的作用。

當正常細胞慢慢不能執行胰島素「吸收糖」的訊號時，胰島素就會長時間高居不下。細胞會產生「胰島素阻抗」，血糖值也會升高並維持一段較長的時間。相對於此，癌細胞完全不需要胰島素的訊號就能吸收糖，它們可以一直從血液裡汲取糖來進行發酵代謝。因此，癌症病患必須嘗試有效控制身體裡的胰島素，這完全合乎邏輯。事實上，為了達到

這個目標已經有藥物實驗在進行。但是每個人都可以使用的方法早已存在，那就是生酮飲食，它可以整個降低胰島素的量，並且避免每餐之後胰島素飆高。

減少發炎

影響「人體生態系統」（請參考第 46 頁）的環境要素有一種叫發炎，它會促進腫瘤生長和擴散。短期發炎能對抗疾病的病原體，不過長時間、持續和慢性的發炎卻幾乎都是不健康的，而高血糖會助長發炎。癌細胞自己會製造物質引發周遭的環境發炎，但是生酮飲食可以消炎，且單單只要糖量較低就意味著發炎反應較少。另外，酮體還有能影響基因組、並有像藥物般抑制發炎過程的直接功效（請參考第 82 頁）。

強化健康的部位

　　生酮飲食可以改變對腫瘤有利的生化過程和物質濃度，例如生長過程、糖和胰島素，所以它有對抗疾病的功效。同樣重要的是，它也能為我們的健康，為體內健康的部位提供幫助。它讓身體健康的部位比較有力，強化身體、補充體力，這當然也會整體影響我們對抗疾病的成效。

　　最初診斷出來的腫瘤並不是大多數癌症病患的直接死因，他們大多是因為疾病的間接作用，或是受癌症轉移的影響而死亡。許多癌末病患的身體變得愈來愈衰弱，主要原因是腫瘤主掌了身體的新陳代謝，使整個系統變得有利於自己成長，而其他部位則不斷流失更多的能量和元氣。病人會變得衰弱，體重經常流失，且幾乎都是肌肉流失。最後，腫瘤甚至還會消耗心肌的蛋白質。

建設

　　我們必須對抗這個崩解的過程，攔阻它，甚至盡可能逆轉它。最好的方法是根本不容許它發生。當一個人剛被診斷出罹癌而感到震驚的時候，他當時整體應該還算是處於良好的狀態，因此應該把這狀態當成一個機會，他應該有意識及有目標地採取所有可能的措施，以維持當下的狀態。其他人總是等到身體已經開始衰退、體重下降，感到衰弱無力時

才看醫生，才往往發現癌症是背後的原因。

危險信號：體重流失

不是所有非自願失去體重的人都得了癌症。壓力、甲狀腺疾病、生活習慣改變，和其他很多因素都可能導致體重流失。但是，如果體重無緣無故減輕，無論如何都一定要去看醫生，把原因找出來。典型的危險信號如下：

- 在很短的時間內（大約六個月內）失去 5% 到 10%，甚至更多的體重。
- 胃口沒有以前好，例如蛋白質吃多了不舒服。
- 常常感覺無來由的倦怠。
- 察覺到不只身上的脂肪，連肌肉也都消失了。

無論如何，最好盡早開始採取適當的飲食以有效對抗癌症典型的崩解過程，這才能夠繼續維持良好的現狀，改善身體狀態的機會也會因此提高。不過，即使身體衰退的情況已經相當嚴重，也還是會有作用。生酮飲食搭配定期運動，是我們為身體所能做的最好選擇。

為什麼是這樣？身體組成物質崩解的重要原因之一，是慢性發炎。和癌症同時發生的通常是潛伏在全身、不明顯但長時間的炎症。它讓人感覺疲累，體內充滿了促使蛋白質分解成糖的訊號，而這些糖是腫瘤需要的。這些訊號本身的成分也是蛋白質，而這些蛋白質正是肌肉所失去的。腫瘤也會利用肌肉的蛋白質來當做讓自己成長的成分。

如同之前所說，想抗癌的人，一方面要確保癌細胞得到的能量和建構材料較少；但同樣重要的是，必須設法讓健康的細胞能重新取得這些能量和建構材料。每個人身體（也包括健康的身體）中的組成物質、肌肉和脂肪，都同時不斷被合成和分解。癌症患者的身體裡，合成和分解的過程無法保持平衡，分解過程會占上風。生酮飲食可以克服這個問題，讓天平的一端再度傾向合成，讓發炎反應可以被抑制。酮體可以供應健康細胞能量，蛋白質食物也能再度被利用於合成健康的肌肉細胞，當然還要配合鍛鍊身體。（雖然腫瘤也可以利用蛋白質食物，但是總比從身上儲備的蛋白質中吸收要好得多了。）

白老鼠的實驗在三十年前就告訴我們，富含油脂的食物一方面可以減緩腫瘤的生長速度，另一方面也不會讓動物的體重降低。相同的結果也顯示在黑家鼠的身上。

病患的體重增加

一九七〇年代末期，澳大利亞的醫生在一名體重嚴重下降的肺癌女病患身上，進行了第一個記錄完備的單一人體實驗。富含脂肪的點滴溶液讓女病患的體重停止下降。將近十年之後，格拉斯哥（Glasgow）的費隆（Kenneth Fearon）醫生讓五名已經極端虛弱的病人進行真正的生酮飲食，所有人在一週內平均增加了二公斤的體重。批評者常常提出反對意見，認為以這麼少的病患人數進行的研究規模太小。但是，如果我們詢問統計學者，他會回答，五名實驗者裡，五人都平均增加二公斤，是一個完全有說服力的結果。除此之外，也有愈來愈多的研究得到類似的

結果。

　　進行生酮飲食的病人常感覺身體比較好，且生活品質提高。即使研究中他只是明顯減少碳水化合物的攝取量，但尚未檢測身體是否真正進入「酮症」，也可觀察到同樣的結果。內科醫生侯蒙（Eggert Holm）也曾經做過類似的研究。他送進實驗室的病人血液樣本顯示，不僅病人的營養情況獲得改善，同時也顯示身體裡的發炎反應明顯降低。其他研究也證實：如果食用高脂肪，同時還採行低碳水化合物飲食，血液裡發炎訊號會減少。發炎訊號較少意味著發炎的情形比較少，發炎較少也表示比較沒有適合癌症成長的環境。

專家們遲來的認識

　　實際上，近來專業團體也改變了癌症病患的飲食準則，建議更多脂肪和較少碳水化合物。然而很可惜的是，這樣的改變依然進行得很保守緩慢。我們之前提過的德國癌症協助組織的《藍色指南》，只在病人的體重已經明顯下降後，才推薦攝取高脂肪的飲食。基於已經提過的理由，在可能的情況下，病人應該及早開始攝取高脂肪飲食，以避免情況惡化到這個地步。而且「生酮」這個字也未被提起，以至於許多病人雖然吃了比以前更多脂肪，但卻沒有減少足夠的碳水化合物，所以肝臟還是無法產生酮體。雖然這已較之前的高碳水化合物飲食好很多，但還是缺乏酮體帶來的決定性優勢。

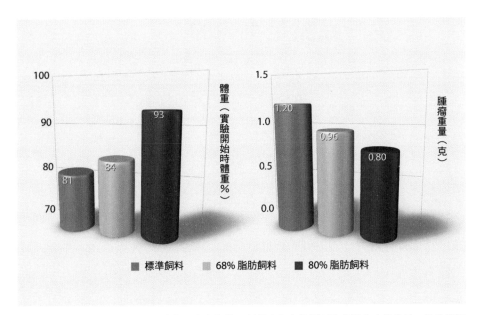

圖2：罹癌老鼠受益於高脂肪的食物。吃高脂肪、低碳水化合物飼料的老鼠失去的重量，比吃標準高碳水化合物飼料的老鼠來得少，腫瘤成長的速度也明顯地比較慢。資料來源：Tisdale et al. (1987) Br. J. Cancer 56:39.

8 只少一點點是不夠的

　　為什麼確實並持續地採取極少量碳水化合物和大量脂肪的飲食，是重要的呢？為什麼要讓身體轉換成以酮體來供給細胞能量呢？

　　實際上，只要減少醣類的攝取量對身體都是有意義的，大幅攝取更多優質脂肪也是一樣的道理，即使身體並不會因此真正進入「酮症」。已經有很多人把這樣的飲食方式當成一種有益健康的預防性飲食，例如名氣響亮的低 GI 飲食。對癌症病患而言，這類只減少一些碳水化合物的飲食雖然已經比一點都不減少好，但是還不夠。如果癌症病人真的想從改變飲食中獲取最大的效益，那提高脂肪量和減少碳水化合物的量必須達到相當的程度，直到身體轉換成以酮體為能量來源為止。因為除了血糖和胰島素之外，這些小分子也扮演著要角。

癌細胞不喜歡酮體

　　生酮飲食意味著：身體從外界獲得的糖和碳水化合物很少，但是脂肪很多，以至於身體必須用酮體來供應自己的細胞。身體會自行用脂肪製造酮體，尤其是在肝臟。雖然如此，但血液裡還是會繼續保有糖分，它們來自食物裡仍然存在的一些碳水化合物，以及身體自己製造的糖分。它們可以可靠地供應那些少數沒有糖不行的細胞種類，例如紅血

球。血液裡也會有充足的脂肪酸和胺基酸，肌肉組織和肝臟需要它們。這種方式與採取高碳水化合物飲食的最大差異是，血液裡的養分現在除了脂肪和蛋白質外，還有很多以前幾乎不存在的酮體；相反的，糖減少了，但仍然足夠。從實驗結果知道，健康細胞很能適應這種酮體和糖混合的狀況，但是癌細胞比較不行。即使是不同類型的癌症——例如特定的腦瘤、不同類型的乳癌和腸癌、白血病、腎臟癌和其他更多癌症，也都在實驗室裡獲得了相同的結果。

　　癌細胞多半拿酮體沒有任何辦法，而且甚至可能在癌細胞吸收酮體後，能抑制它的惡性。許多實驗證實，如果有酮體存在，即使癌細胞還有充分的糖可供利用，癌細胞的發育還是會明顯地受到阻礙。癌細胞受抑制的細節還不是很清楚，紐約阿爾伯特・愛因斯坦學院（Albert Einstein College）的醫生樊安（Eugene Fine）推測，癌細胞不喜歡酮體，是因為酮體會附帶阻礙它的糖酵解過程。

　　動物實驗也曾得到與癌細胞實驗類似的結果，例如被餵食水和植物油的老鼠，腫瘤轉移的情形要比同種但被餵食水和糖的老鼠來得少。本書作者之一的康美樂教授，與烏茲堡大學醫院的同事一起研究長腫瘤的老鼠（老鼠的腫瘤細胞來自人體的胃癌，並且非常有攻擊性），他們發現，採取生酮飲食的老鼠，腫瘤成長得比較緩慢，它的新陳代謝會受到阻礙（參見第 62 頁圖 3），腫瘤釋放到周圍組織的乳酸也比較少，這也是一個正面的成效，因為乳酸愈多，腫瘤愈容易擴散。這些都是嚴格執行低碳水化合物和高脂飲食以利身體生酮的理由。

　　還有一個進一步的理由：在一些證明改變飲食有明顯對抗癌症效果

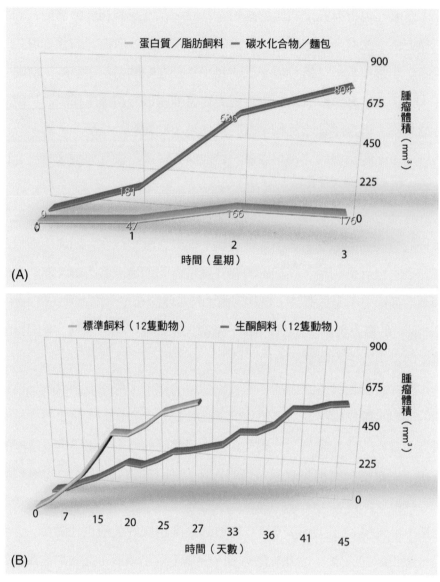

圖 3：餵食高脂肪和低碳水化合物的黑家鼠和白老鼠身上的腫瘤，長得比吃一般高碳水化合物的老鼠來得慢。資料來源：(A) van Alstyne & Beebe (1913). Med. Res. 29:217 和 (B)Otto 等人 (2008) BMC Cancer 8:122.

的實驗裡，血液中從頭到尾都有酮體的蹤影。而且身體能轉換愈多酮體充當能量來源，效果就愈好，酮體似乎成了人體自身的一種抗癌藥物。更多相關訊息請參考第 82 頁。

「無藥可救」的病人也能獲益

到目前為止，以人體為實驗對象的研究數仍然很少。很可惜，為什麼會如此呢？我們在下文做了一個簡短的摘要。

臨床實驗為什麼這麼少？

許多醫生對在癌症治療上應用生酮飲食仍持批判的態度。他們的理由是，有說服力的臨床實驗還不夠多──也就是直接在病人身上進行的研究。事實上，在病人身上更完整詳盡地測試生酮飲食是一件非常非常有意義的事。但是，為什麼即使已進行這種實驗，進度也還是非常緩慢，其中有非常非常令人惋惜的原因：

• 臨床實驗所費不貲。但是生酮飲食與一般藥物不同，不能取得專利。在醫藥界，大藥廠幾乎是唯一能為臨床實驗提供金錢資助的單位，他們對這類研究沒有興趣，因為研究結果不能讓他們賺到錢。

• 用特定的飲食方式進行臨床實驗，並獲得刀槍不入（也就是能抵擋住任何批評）的結論非常困難且曠日費時，而且，沒錯，非常昂貴。照理來說，要做到有高說服力的臨床實驗，必須將藥物和無效的假藥物（安慰劑）一起測試。但是在飲食的實驗裡，當然不可能有安慰劑，因為任何形式的飲食無論如何都會對身體產生作用。另外，研究中的雙方應該都

是「不知情」的，也就是說：研究主持人和病人雙方都不知道誰拿到藥物、誰拿到假藥物。但是，這種情形在飲食實驗裡也幾乎辦不到，因為人們能察覺得到飲食中是否含有較多脂肪。

- 到目前為止，稽核委員會通過生酮飲食臨床實驗的狀況，通常都是在其他所有可能的療法都已試過之後。這當然也表示病人已經病入膏肓，而且也許被之前的療法弄得更虛弱。我們最初有十六個病人在烏茲堡參加了第一個生酮飲食應用在癌症的臨床實驗，其中二人在研究初期就去世，其他也有人則因為病得太重，而實驗中所要求的改變對他們的情況來說太辛苦，而終止參與研究。

要求有更多臨床實驗是正確且重要的。我們只希望從政府或是百萬富翁那裡尋得金援。然而說：「因為臨床實驗太少，所以不能推薦生酮飲食」，這是不對的。因為從另一方面來說，根本沒有臨床實驗證明高碳水化合物飲食有任何優點，而且恰恰相反。

此外，有非常充分的其他跡象顯示，在癌症病例上應用生酮飲食是有意義且無害的。

目前現有的癌症病患資料和經驗說明得很清楚：如果他們能夠真正進入「酮症」，也就是達到身體以酮體為主要能量來源的狀態，就往往能產生明顯的效果。當然很重要的一個問題是，病人能否接受生酮飲食？全世界第一個相關的研究是由烏茲堡的康美樂教授和史密特（Melanie Schmidt）女士主持。一如所有的先行研究項目，這個研究的規模相當小，總共有十六名病人參加。醫院規定，研究主持者只能接受

「無藥可醫」的病人參加實驗，也就是說醫生已經無法提供他們任何醫療，無論是化療、開刀或是放射線治療。

起步點已經夠困難了，但是大多數的受試者都給予生酮飲食「良好」到「極好」的評價。而且，雖然所有受試者的病情都已經發展到了後期，但堅持了六到十二週的受試者中，大約有三分之二普遍的健康狀況、生活品質和積極參與生活的情形都得到了改善。所有堅持了十二週的病人後續的情況穩定。這段期間也有許多其他的小型研究，大部分參與者都能接受生酮飲食。生酮飲食對許多病人，也包括那些已經接受過許多其他不同療法的病人，真的能發揮出正面效果。血糖和胰島素的數值降低，且視不同的實驗而定，腫瘤生長的速度減緩或甚至停止。且如前所述，血液裡有愈多酮體，結果也愈好。

就在此一新版的編輯工作快結束之前，蜂鳥（KOLIBRI）研究（請參考 199 頁）中期評估的第一批資料，被發表在慕尼黑的《更新營養雜誌》（*Update Ernährungsmedizin*）上。資料指出，進行生酮飲食超過二十週以上的病人，肌肉跟脂肪的比例明顯優於其他兩組實驗者（低碳水化合物飲食組或是德國營養協會推薦飲食組）；他們也是三個實驗組裡，三酸甘油脂最低和高密度脂蛋白膽固醇（HDL）最高的一組，這些數值照現在最新醫學研究的標準來看，是相當理想的。腎臟和肝臟的數值也是引人注目地穩定。病人也沒有發生之前批評者預測的問題。在運動測量方面，生酮病人的狀況顯示，高脂肪飲食對運動成績也有很好的影響。所有病人都很能接受生酮飲食。然而，確切的資料要等到二〇一六年完整的研究評估結束後才會公布。

9 難道這健康嗎？

　　高油脂食物不健康的看法依然廣為流傳，但是「吃脂肪」和「變胖」的關係，其實遠比「吃甜食」和「變胖」的關係來得少。工業國家裡所謂「過重」的流行病，絕對不是因為食用過多脂肪而發生的，相反地，吃愈低脂食品、愈多碳水化合物，人才會變胖。

　　其實「吃脂肪」跟「不健康」根本八竿子打不著——只有極少數例外。例如，沒有人會把一匙有機橄欖油評定為魔鬼的食物，而它幾乎百分之百是脂肪。椰子現在也在健康食品裡崛起，甚至被認為可以用來遏阻阿茲海默症，但椰子可食用的部分主要也是脂肪。相對於其他被視為「好」的油，如亞麻仁油等，至少也含不飽和脂肪酸，椰子油裡還大部分是飽和脂肪酸呢！

過時的建議

　　過去幾十年來，人們針對「脂肪」這個主題一直高調宣導著某些觀念。這些觀念讓食品工業從中賺進大筆銀子，因為低脂食物可以低價製造高價賣出，比高脂肪食物來得划算。但是，這些被信以為真的觀念其實大部分是假的。許多營養學者現在也認清了事實，威利特（Walter Willet）是其中一人。二十多年來他都是哈佛大學首席的營養學家，或許

是全世界對此最有影響力的一個人。他現在演講中所給的建議和十年前、甚至二十年前大不相同。以前的建議是：總體來說，請您攝取低脂食物。幾年後：請您避免飽和脂肪酸，它們是有害的。如今，帶著科學家的良知，威利特只警告人們小心少數特殊的脂肪，尤其是經過工業硬化、所謂的「反式脂肪」。在廣泛閱讀過來自全世界的研究結果後，可以知道幾乎所有其他脂肪對疾病和健康的影響，不是中性的，就是正面的。在一場類似的演講之後，威利特被問到：這是不是表示，他和他的同事長期以來一直給我們錯誤的飲食建議？他回答：這些建議符合每個時期不同的科學知識水準。但是我承認，它們是錯誤的。但這卻無法改變至今仍有許多偽專家繼續給這些過時、基本上真的不健康的建議，聽他們的話對身體沒有好處。

以鮮奶油優格[3]（Sahnejoghurt）取代低脂夸克乳酪[4]（Magerquark），以帶油脂的肉排取代全瘦的牛排，用奶油取代半脂的人工奶油。這些食物不會不健康，對健康的人而言不會，恐怕對心臟病患者也不會。而對癌症病患來說，高脂肪的食物還格外有好處，能增強病人體力且不會同時加重病情。

生酮飲食的批評者常常強調，改變後的餐盤裡只會盛著香腸、豬油和乳酪。這樣的批評完全不客觀，也是錯誤的。生酮飲食的菜單是像烤過的鮭魚佐酪梨大蒜醬，蒸菠菜、綠生菜搭配櫻桃番茄，佐核桃檸檬蒔蘿醬等這類的食譜。

---

3. 脂肪含量在 10% 以上的優格，通稱鮮奶油優格。
4. 常見於德語系國家如瑞士、德國、奧地利的一種以酸牛奶發酵製成的乳酪。屬於一種鮮乳酪。

癌細胞喜歡香蕉

擔心低碳水化合物食物會讓我們短缺健康的維生素、微量元素，或是也許有抗癌作用的植物成分，這是完全沒有理論根據的。許多美味的蔬菜都含有豐富的礦物質和維生素，且幾乎沒有麻煩的碳水化合物，還額外有植化素。我們已經知道，部分植化素可以抑制癌症基因，就連一些種類的水果也可以有限度地在生酮飲食裡食用，例如覆盆子。

但若吃下一整根香蕉，卻可能搞砸整個嚴格執行的計畫。今日大多數水果都被培植得很甜，與蔬菜比起來有很多的糖和果糖。我們完全不推薦癌症病人攝取大量的糖和果糖。

說到肉，肉類含有豐富的維生素，有維生素 A、B 群、葉酸、鋅和其他更多維生素。而且，許多肉類裡的維生素和營養素比植物有更好的「生物利用度」——也就是說，人類的身體比較能充分利用它們。葉酸是一個很好的例子。對人體健康有益的葉酸種類最好從肉類食物中攝取，比其他攝取管道（包括營養補充品）都好很多。鐵也一樣，植物裡所含的鐵也比較難被利用，還有其他更多的例子。

大商場裡賣的保久香腸當然不是「維生素炸彈」[5]（雖然這類香腸裡常常添加許多維生素以利長久保存），但是新鮮有機牛肉裡所含的蛋白質和脂肪就富含大量的維生素，除此之外，還有促進身體健康的Omega-3 脂肪酸，內臟裡甚至有大量的維生素 C。

---

5. 維生素炸彈（Vitaminbombe）：意指超大量的維生素。

脂肪多多益善，但是要注意品質

我們把焦點再度短暫地停留在便宜的香腸上。如果有機肉品店的價錢太高無法負擔，當然還是可以（也應該）買比較實惠的產品，只要它們含有豐富的脂肪、足夠的蛋白質，且幾乎不含碳水化合物，就可以使用於生酮飲食裡。

但是如果可以，應盡可能注意食品的新鮮度、品質和符合動物生長條件的飼養過程。一頭以違反自然方式被餵食黃豆、玉米、精飼料和抗生素而肥育的牛，它的肉一定沒有放牧在草原上的牛肉健康。有研究指出，那些以食用放牧牛為主的國家如澳大利亞，罹患大腸癌的比例明顯比其他以不合乎自然方式飼養牛隻的國家低。

膽固醇

如果我們吃那麼多脂肪，難道膽固醇不會升高嗎？事實上真有可能發生，不過大部分會以醫學上希望的方式出現，血液裡的「好」膽固醇HDL（High-density lipoprotein，高密度脂蛋白）會升高，HDL 太低是心血管疾病的危險因素。壞膽固醇 LDL（Low-density lipoprotein，低密度脂蛋白）則應該要相對較低，一般 LDL 的數量在進行生酮飲食期間通常會維持不變，甚或降低。

除了膽固醇之外，血液裡所謂的中性脂肪（三酸甘油脂）也是危險因子，在大多數的情況下這類脂肪也會明顯下降。

如果人們將飲食習慣從較強調碳水化合物改變為較多脂肪後，大部

分的人就會發生上述情形。不過，也一直有些個案發生在飲食習慣改變後 LDL 升高的狀況。原因尚未釐清，有可能是基因導致，也有可能是生酮飲食和劇烈運動結合，讓身體似乎轉換成由甲狀腺主導的節能機制，導致身體從血液裡吸收 LDL 較少，所以 LDL 的數值升高。大家目前常常推薦的高強度運動訓練（時間短，但是幾乎讓人筋疲力盡的訓練方式），有可能不是很理想。耐力訓練（和肌力訓練）等不會讓人完全「無力」的運動，基於許多不同的理由，才比較適合癌症病患進行（請參考第 72 頁）。

由醫生監控的飲食計畫也應包括檢查血液數值，若有需要還要檢查甲狀腺的數值，甲狀腺的數值可用藥物調整，LDL 的數值也會因此下降。

蛋白質要多少才合適？

清除腦中對脂肪的恐懼很重要。因為，如果已去掉食物裡的碳水化合物，卻同時還對脂肪有疑慮，也不吃脂肪的話，那剩下的只有難以消化且不帶卡路里的植物纖維和蛋白質。植物纖維還不是大問題，但是若飲食中，用蛋白質來供應所需的大部分熱量時，就有可能成為一個問題。比如會傷害腎臟。除此之外，就算吃很多蛋白質，也不會達到我們的目標──「酮症」。

癌症病人需要蛋白質，因為到了後期，腫瘤常常造成全身肌蛋白流失。因此藉由飲食來補充蛋白質，對癌症病人來說特別重要。雖然官方的飲食準則，如美國「食品和營養委員會」（Food and Nutrition Board）

的指南允許每天 35% 的能量從蛋白質中攝取，但這項建議對生酮飲食來說還是太多，因為如此一來，人們幾乎無法如期望般地進入「酮症」。如果我們放棄了絕大多數的碳水化合物，就必須將盤子裡的蛋白質搭配豐富的油脂，這樣才可以盡量避免大量蛋白質可能帶來的問題（譬如對腎臟；蛋白質這個主題還可以參考第 78 頁）。

10 運動能加分

　　飲食之外，病人還有很多自己可以做的事，比如特殊的心理輔導，或是某些冥想方法，如所謂的專注力冥想（mindfulness meditation），不僅能幫助我們的心理，也可以直接影響生理，改善我們的生活品質，也許甚至能延長生命。與朋友家人輕鬆愉快地相聚也很重要。當然還包括與伴侶的親密關係。有趣的休閒活動也有助益。尤其不能讓診斷結果或是挫折打倒。在千篇一律的生活裡，有時候也要拋開一切去尋歡作樂。笑是最好的良藥，也許是誇張了一點，但是科學證明，笑真的能發揮作用。

　　我們只能特別鼓勵大家，除了生酮飲食外，還要尋求其他可能的方法。很可惜，我們在這裡無法進一步解說詳細的內容。但是我們不願也不能放棄運動和活動這個主題。理由有三：第一，運動的功效和優點在科學上獲得壓倒性的證明。第二，生酮飲食和運動對身體的影響有很多共同點。第三，它們互補，可以增強彼此的效果。

先克服困難，然後歡喜收穫

　　要求病人運動，在許多人耳裡聽起來也許很荒謬，特別是當病人在疾病或是治療折騰後已經很衰弱時。這樣的反對聲音是可以理解的，但

事實上，活動和運動能帶來益處。想享受運動的好處就得動起來，而且今天開始比明天開始要好。剛開始，身體和精神常常為此苦不堪言，病人會需要克服一些障礙；而且，一開始就做得太過火也不是一件好事。適度地活動，然後在情況允許下，每天、每星期再增加一點點，這是大部分病人都可以做的活動，而且許多病人也可以從事真正的運動。那些因為疾病本身，或是因接受手術和治療而變得衰弱的病人，開始運動時要特別小心，要慢慢增加運動量。如果能有醫生從旁協助當然會更好，也許還能開處方請到一位物理治療師。

只要開始定期活動身體，很快就能感覺到運動帶給身體和精神的好處，而且再也不願失去它。只要開始，就能獲益。

運動不需要碳水化合物的能量

運動不需要盡是糖的巧克力棒和滿盤子的義大利麵，甚至愈來愈多運動員只在比賽時才會用上碳水化合物這個額外動力，訓練期間根本放棄了糖和澱粉。這樣能讓他們達到最理想的肌肉狀態，更有耐力和更有成效地訓練。練健美的人很早以前就使用這個原則了，他們所攝取的卡路里中大約 60% 來自脂肪，其他是豐富的蛋白質，以建構理想的肌肉，但是幾乎不含碳水化合物。

飲食改變的初期會體力不濟，但是接下來幾個星期，就會比以前更有活力。這是美國內科醫生費內（Stephen Phinney）的研究所得到的結果。這個結果並不讓人訝異。身體必須先調適以製造能消化並利用新食物的酵素，所以千萬別因為初期軟弱無力的狀態而洩氣。相反地，這顯

示身體裡也許正進行著我們所期望的轉變呢。

運動帶來什麼好處呢？

為什麼運動對癌症病患有益？和生酮飲食一樣，運動不是只在一個地方起作用，它的影響是多樣且正面的。圖4（見76頁）全面呈現了運動的好處。例如運動可以阻礙會導致癌症的發炎過程、支援細胞健康呼吸、減少癌症細胞特有的發酵過程、降低致癌荷爾蒙的濃度，還能組建肌肉細胞以彌補癌症常常造成的肌肉流失、增強免疫系統、改善心理健康，就連化療和放射線治療的副作用也可以經由運動得到緩解。

運動能影響到的生化過程，正好也是生酮飲食可以發揮作用的地方。它們彼此互補，其作用在幾種常見的癌症上得到證實。研究者牛頓（Robert Newton）和蓋爾渥（Daniel Galvao）將運動對癌症病患影響的最新研究做了一個總結：「大型前瞻性研究的證據毫無疑問地顯示，在確診為癌症後，定期運動可以提高病人50%到60%的存活率，目前證實以乳癌和腸癌最為有效。」

50%到60%！任何一家藥廠如果能讓有這麼大效果、又沒有副作用的藥上市，一定能賺到上億的錢。這兩位研究者認為，運動是癌症最重要也最有意義的輔助療法。

正確的運動量

運動量應該是每星期增加一點點，直到找到自己能達到的理想運動量，但是多少才是理想狀態？第一個重要的答案是：我們必須傾聽身體

的聲音。如果想繼續加重運動量，但卻逐漸感到疲憊且也無法達到計畫中要增加的運動量時，就應該稍微節制。拉長每個訓練之間的空檔可能也有幫助。恢復期和運動同樣重要與有效，當然休息時間太長也是不健康的。

　　相關的具體研究結果顯示，在一項有十二萬名女性腸癌病患參加的研究中，如果每星期運動六到九個小時，在不讓自己太累的情況下，獲益最多。更多的運動並不會有額外的效益，但是也不會帶來傷害，如果沒有運動得太過分，我們也不用擔心過多的運動會把一切搞砸。

　　男性的理想運動時間要比女性長一些，罹患腸癌的男性病患如果每星期可以運動超過九小時，最能明顯降低死於癌症的風險。快步健走就足以達到這樣的效果，耐力訓練和溫和的肌力訓練最為適合，高強度訓練直到筋疲力盡邊緣的較為不適合。

運動可以增強：

- 肌肉量
- 心血管系統的機能
- 免疫系統的機能
- 靈活度
- 血紅蛋白數值

- 肌肉張力和肌肉力量
- 最大步行距離
- 恢復力
- 生活品質

運動能減少：

- 噁心
- 倦怠感（Fatigue）
- 炎症
- 心跳頻率
- 壓力

- 體脂量
- 治療帶來的副作用
- 住院時間
- 血壓
- 憂鬱和恐懼焦慮

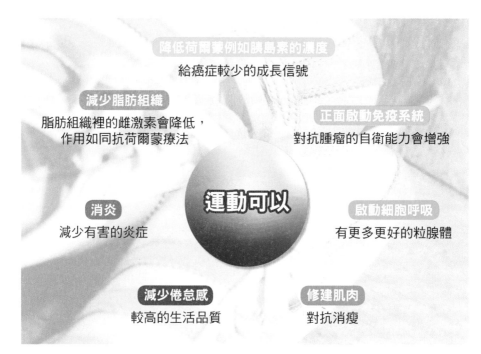

圖4：運動的影響在很多方面。它能阻止或是降低導致癌症和使病人衰弱的不利因素。生酮飲食也能達到同樣的效果。

遊戲很有幫助

替自己找到合適又有趣的活動很重要。有些人喜歡每天清晨破曉時分獨自健行；也有些人喜歡跟團體一起在水裡做體操；還有些人喜歡跟朋友一起打壁球，然後去洗三溫暖。我們常常有障礙需要克服，然而以交差的心態強迫自己草草完成定額運動並不理想。一份加拿大的研究指出，瑣碎的家事或是工作上的勞動對治療癌症一點益處也沒有，但是一星期兩次充滿活力的散步就很有幫助。老鼠實驗也得到類似的結果：在單調的實驗室籠子裡跟愚蠢無聊的轉輪一起生活的老鼠，與在有空地、能跟玩具和同伴一起嬉鬧生活的老鼠相比，長出的腫瘤更多更大。研究者在後者體內發現了一種化合物，能以不同的方式抑制癌細胞發展。

運動的樂趣和運動本身至少同樣有效。跳舞、玩排球、踢足球，和同事們或是與小狗一起在公園跑步、週末在運河上划獨木舟、和朋友、孫子（或是輕鬆一人）騎腳踏車，在不是很筆直平坦的道路上騎摩托車…… 等等，可能性無窮無盡。我們一定能發現一些可以帶來許多樂趣且沒什麼壓力的活動，能讓我們忘了憂慮，樂意振作精神動起來。在確定罹癌後，愈早開始運動對我們愈好也愈容易。想到能提高 50% 到 60% 的存活率，應該能幫我們不斷提振起精神來。且運動完後，無論如何我們都會感覺更好。

11 斷食是替代方案嗎？

　　長久以來，斷食也一直都被宣傳為抗癌療法。的確，醫生對此抱持懷疑是有好理由的，畢竟許多癌症病人因為疾病和治療的副作用，已經失去了體重、元氣和力量，不會有醫生還助長此種趨勢。而且想只靠持續斷食就能完全消除腫瘤的期望並沒有根據。雖然有證據證明，斷食療法可以讓腫瘤的生長速度減緩甚至停止，但開始進食後，腫瘤又會再度生長。

　　如果斷食真的能削弱腫瘤，人們應該能找到一種方法可以達到一樣的效果又不會讓身體消瘦。「限制卡路里」一直被當成完全斷食的替代方案。實際上，有許多實驗顯示，若動物長時間的進食量明顯少於想吃的食物量時，身體的種種健康數值會變得比以前好，而且甚至常常比同類活得久。但會總是骨瘦如柴，飢腸轆轆。如果健康的人想藉由減少卡路里長命百歲又不怕生活缺乏樂趣，這或許是可以嘗試的辦法。但是，這種方式一定不適用於癌症病患，因為對他們來說，不要再失去身體的元氣很重要。

讓療法的副作用少一點

　　實際上，我們是有可能能達到斷食的正面效果，但又不會因此而消

瘦——就是一週當中，五天的飲食不限制卡路里，然後連續兩天斷食，

或者至少每天攝取的卡路里不超過六百大卡。很多嘗試這種「間歇性斷食」（intermittent fasting）的人（比如 BBC 記者邁可・莫斯利〔Michael Mosley〕在電視節目裡的報導），他們血液裡的糖分、胰島素量和特定的發炎因子都降低了。腫瘤成長的重要因素已經降低了一半，這些都是對癌症病患有幫助的。

對罹癌老鼠的研究也同樣顯示，若與正常飲食交互進行短暫的斷食，不會減輕老鼠的體重，且減弱腫瘤的力道和化療差不多大。特別有趣的是，如果還額外給老鼠進行化療，副作用會比較少，而且效果比單獨施打化療或斷食時更為明顯。

之前也曾有幾個針對癌症病人的小型實驗，也有其他的人體研究正在進行。目前為止人們發現：癌症病人似乎很能接受用斷食配合化療的療法。他們甚至常常覺得比單獨接受化療更好。也許是因為正常細胞在缺乏飲食供給的時候，會轉變成一種特別的模式，它們會採取一種緊急應變措施，以保護自己免受飢餓帶來的壓力，顯然也因此更能防範化療帶來的壓力，病人會感覺比較好，也比較能接受化療。

癌細胞的反應完全不同。因為它們跟正常細胞的運作方式不一樣，它們沒有應急保護措施，會感受到飢餓帶來的壓力，因此也更容易受化療毒素的影響。

長期或是間歇性斷食的效果，和減少卡路里也許關聯很少，或是根本沒有關係。之前提到的細胞對壓力的反應，似乎在癌症和化療裡扮演了重要的角色，因為它會保護健康細胞，癌細胞卻沒有這種抗壓機制。

但還有另外一事也很重要：斷食不僅限制了卡路里的供應量，同時也限制了我們生存需要的物質和修復材料的供給。因此，有些科學家比較喜歡稱之為限制飲食，而不是限制卡路里。他們認為，普遍減少營養（或是特定的養分）是決定性的因素。如果老鼠得到的飲食有正常的卡路里量，只是少了必需胺基酸（生命不可或缺的蛋白質組成成分，請參考第99頁）中的一種，牠也能活得比較久。

酮體有和斷食一樣的效果

那我們應該減少蛋白質的供應量嗎？我們偶爾會聽到這種建議。實驗動物的飼料裡，蛋白質或必需胺基酸較少時，牠們身上的腫瘤真的長得比較慢。但是這個策略能否應用在病人身上並對他們有助益，是非常可疑的。基於上述我們對限制卡路里提出的理由，我們也應該對限制蛋白質保持非常懷疑的態度。缺乏必需胺基酸會有許多負面的效果：有可能會削弱對癌症病人特別重要的免疫系統，也對傷口癒合的情況不利，當然還極可能會發生蛋白質和肌肉崩解流失的問題。

但是限制蛋白質的成效（就是使腫瘤成長速度減緩），在採取高蛋白質低碳水化合物飲食的老鼠身上也可以看到。生酮飲食裡，蛋白質的量不會降低也不會過分提高，但會減少碳水化合物，讓最大的卡路里來源由脂肪提供。酮症引起的效果與真正的斷食類似，它也會保護健康細胞，並且給癌細胞壓力。蛋白質能對抗肌肉崩解，並讓免疫系統不會受到額外的打擊。總體而言，從動物實驗的結果可以推測，生酮飲食的正面效果和任何一種形式的斷食一樣。

所以，我們強烈建議，不要進行傳統為期好幾天甚至幾星期的嚴格斷食。我們同樣也不建議另一種為期四十二天的「博伊斯療法」（Breuß-Kur），雖然它也宣稱對治療癌症有效。這種療法除了喝茶外，每天只允許喝半公升的蔬菜汁，這樣會讓身體太虛弱。還有其他的方法可以達到真正斷食的效果，我們可以嘗試間歇性斷食，但是務必要先跟醫生商議。進行生酮飲食最好還要搭配定期運動，這樣就可以享有各種斷食方式的正面效果，且若我們正確應用生酮飲食，還不會有斷食的負面效果。

12 做為藥物的酮體

　　進行生酮飲食時，肝臟會產生酮體。有愈來愈多證據顯示，這個成分有醫療效果。肝臟通常負責分解藥物，但在某些情況下也製造藥物。有跡象指出這種人體自行產生的藥物能對不同疾病發揮作用，包括神經方面的疾病如癲癇、阿茲海默症、巴金森症、偏頭痛、疼痛、多發性硬化症和肥胖、代謝症候群、糖尿病等──也就是關係到大部分人體的新陳代謝問題。還有，對氣喘、關節炎、風濕症、肝炎等病態的發炎過程，也有明顯的跡象顯示酮體能帶給病人正面的效果，對癌症也是。

　　這些都是典型所謂的「文明病」，難道現代的「文明」飲食帶我們進入一種不正常、不自然和不健康的缺酮狀態？這要看我們如何定義「自然」。在人類發展農耕以後，糖、小麥、玉米或馬鈴薯才成為我們的基本糧食。而且以前也不是「三餐之間肚子有點餓時」，就可以拿甜點心來止飢，更不用說甜的清涼飲料。當然，這也跟食物處理方式有關，就算草食動物如大猩猩，也只能直接利用水果和葉子中四分之一的糖和澱粉，其他的部分則由腸胃道裡的微生菌叢加工成小分子的脂肪酸，讓身體當作營養吸收。

丁酸

這些短鏈脂肪酸中最重要的也許是丁酸。丁酸在維持腸道黏膜健康上扮演了重要的角色。一方面，它是對腸道有益的營養成分。跟糖不一樣的是，丁酸只能透過細胞呼吸才會被燃燒，這是一種有效取得能量的方式，惡性的癌細胞完全不具備這樣的能力。另外一方面，丁酸可以直接影響黏膜細胞的遺傳訊息，讓這些細胞活著的時候井然有序地做好自己的工作：一方面，有目標地從腸道裡吸收營養並輸送到血液裡；另一方面，黏膜細胞也有責任阻擋不受歡迎的物質。為此，腸細胞彼此要保持緊密相連，不容許細胞間有空隙產生。所以它們排列整齊猶如街道上的磚頭，一面朝向腸道內的內容物，一面朝向身體。這點非常重要，畢竟腸壁跟皮膚一樣是身體內部和外部的界線。

腸癌發展的第一步就是這個有秩序的結構瓦解了，細胞失去了它有稜有角的形狀和方向，不能再嚴格區分體外（腸內容物）和體內（血液循環），因此它們也不能執行把養分從腸道輸送到身體的功能，也無法阻止不受歡迎的陌生物質進入。

如果我們讓這種細胞在培養皿裡生長，可以觀察到令人吃驚的結果：供給細胞糖，它們的形狀就會呈現圓形，彼此沒有接觸，外表和行為都和癌細胞相似；供給細胞丁酸，它們的結構就排列得很整齊，猶如功能正常的黏膜細胞，並且從癌細胞中還會或多或少長出正常的細胞，我們也可以觀察到癌細胞失去了「對糖的飢渴」，就算糖的供應量還繼續保持正常，它們卻減少了糖的吸收量。

所以丁酸有很明顯的正面影響，肝臟所製造的酮體裡面，有一種名為羥基丁酸的分子。兩種分子的差別極小，基於這個原因，科學家研究了羥基丁酸是否跟丁酸有類似的效果，答案很清楚是肯定的。這些效果還有很多種，例如獲得這項發現的美國格拉德斯通研究院（Gladstone-Institut）報告說明：科學家「確認了一項新的機制，一種減少碳水化合物和卡路里的飲食──生酮飲食──可以攔阻老化，這個基礎性的發現，有一天會讓科學家能夠治療或是預防老人疾病，如心臟病、阿茲海默和其他許多不同形式的癌症」。

這項研究裡只有一部分動物生活在「減少卡路里」的狀態下，其他動物的飲食正常，但另外注射酮體──羥基丁酸。這些動物顯示，效果來自酮體，而不是卡路里減少。這是一個很重要的證明，說明生酮飲食也可以達到斷食的正面效果，且酮體是決定性物質。

具有跟癌症藥物一樣的效果

實驗中羥基丁酸對基因組有直接的影響，它能解除限制讀取遺傳訊息的阻礙，在癌細胞裡常常會發現這些阻礙。之前人們就已發現其他有同樣效果的物質──組蛋白去乙醯酶抑制劑（HDAC-Inhibitor），它被視為是很有潛力的新抗癌藥物，目前正在病人身上進行密集的測試。

羥基丁酸也已經被證實有抗發炎的特性，這樣的酮體對我們身體細胞不僅是絕佳的養料，還有很廣泛的藥物治療效果。

酮體是健康生活的重要基石：在飲食、運動，甚至心理方面，因為即使對心理它也很重要，它能藉由抑制交感神經讓我們放鬆，交感神經

是神經系統的一部分，負責興奮、高負載活動和焦慮。進行生酮飲食的人常常提到，他們明顯地變得比較心平氣和與輕鬆。

如果這些研究所言不假，為什麼還是常常有人對「酮症」提出警告呢？因為「酮症」（Ketose）的後綴音節 –ose（症）聽起來也許有些嚇人，如同血栓（Thrombose）、肺結核（Tuberkulose）和精神病（Psychose）。然而，–ose（症）一般只用於描寫一種狀態，或是一種過程，例如催眠（Hypnose）、變形（Metamorphose）或是滲透作用（Osmose）。–ose（症）不一定是病態的。雖然如此，酮症還是常被形容為不健康、甚至是危險的，原因很可能是人們受到混淆：酮症「Ketose」聽起來跟危險的酮酸中毒（Ketoazidose）很相似，酮酸中毒會出現在糖尿病患身上，也只有當病人沒有按照規定注射胰島素時才會出現。此時酮體的濃度會大量提高，身體失去了控制，不能自我調節。正常的酮症會經由人體調節，不會產生危險，而且對健康有益。

要進入健康的酮症狀態，也不一定要吃很多肉和動物脂肪。我們的近親紅毛猩猩可以證實這點：研究者曾真的帶著酮體試紙（Ketostix，一種特殊的試紙）到原始森林去分析「森林人」從樹梢滴下來的尿液。結果，雖然牠們在野外只吃植物，但是在牠們身上總是能測到酮症的狀態。

85

13 酮不是江湖術士的偏方，也不是一種傳教

進行生酮飲食會降低血糖值和胰島素值，但最重要的似乎還是身體自己會製造的酮體。

酮體是仙丹妙藥嗎？對仙丹妙藥，一定要抱持懷疑的態度，因為在現實裡它們幾乎或完全是無效的，只會讓一些貪心、沒有道德的江湖術士中飽私囊而已。但是酮體是身體自己製造的，誰能從這些養分與好東西的醫療潛力中獲取不法利益呢？一定有一些製造奶油和乳酪的酪農會很高興，因為現在除了對膽固醇的警告之外，他們終於也聽到了一些好消息。還有牛奶加工業、榨油業或是在土耳其種杏仁的農夫，他們一定也不會反對大家知道，他們的產品是人體自己製造藥物的原料。

然而，這些職業團體到目前為止並未以生酮飲食遊說團體的角色出現，他們跟酮體似乎沒有直接的利益掛鉤。因此，讓人對此抱持懷疑態度的第一個、也是最明顯的理由也不存在了。但我們還必須留意其他可能的利益關係，如宗教的或是意識形態的利益。純素食的主張背後常常就有某種世界觀在支持。

但是到目前為止，沒有任何人可以用宗教或是意識形態做為生酮飲食的動力——就算「酮食者」（Ketarier）這個名稱漸漸傳開，且石器時代飲食的愛好者也曾經稱呼自己為「史前青年」（Paläo-Jünger）。我們無

法完全排除這個領域也有相關的意識形態正在發展中，但是這樣的發展很可惜，也適得其反，因為根本沒有必要，事實是不言自明的。

嬰兒沒有既定的意識形態，但若嬰兒沒有製造酮體和燃燒酮體的能力，就算還能活下來，這種缺陷對大腦發展還是非常不利。現在的人是因為飲食才抑制了酮體的製造。人類在長久攝取容易消化的碳水化合物後，才導致了血液裡的酮體量降低到現在被認為「正常」的極低數值。

現在被視為正常的數值，在人類最長時間的歷史中卻是不正常的。我們的祖先以周遭環境本來就有的食物為食，並常常進入酮症的狀態。如果長時間找不到食物，也會因為斷食而進入酮症，就是以酮體為主要能量來源的狀態。唯一真正可以被視為是酮體的意識形態的是，幾乎在所有文化和宗教中都廣為流傳的斷食傳統。不過這些在斷食時被製造出來的酮體，不會在任何神聖的經典或教義問答裡留下紀錄。

與其他所謂的仙丹妙藥不同，酮體和意識形態及暴利沒有任何關係。

酮體不是仙丹妙藥，因為奇蹟無法以說理解釋，但對酮體功用的研究則是已經到達分子階段。生酮飲食也不是奇蹟飲食療法，只是一種給癌症病患的策略，有科學根據、可食用而且美味，再配合定期的運動，一定是目前最好的抗癌策略之一。

Part 2

養分

實踐篇

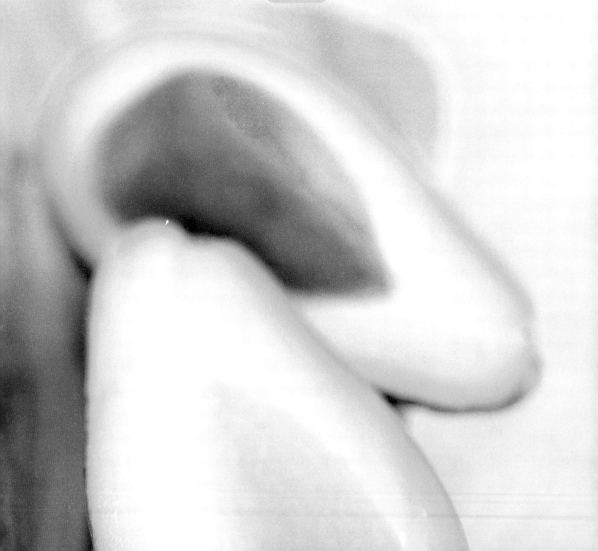

生酮飲食的基礎

到底有哪些食物適合生酮飲食呢？哪些食物含有哪些營養成分？多少碳水化合物是被允許的？哪些食物裡有最好的脂肪和蛋白質？

食物要如何搭配？什麼樣的烹調方式才理想？我們要留意哪些含有部分碳水化合物或其他不利特性的食材？這個單元和下個單元將會處理這些問題，下個單元還會具體深入研究每項食材。大家很快就會明瞭，生酮飲食不會讓你想放棄，且它是一種食材、香味和味覺體驗上的收穫。進行生酮飲食的人，無論他是熱情的業餘廚師，還是奶油麵包和冷凍食品的消費者，食物的選擇幾乎是無窮盡的。

大家也會明白，生酮的飲食、烹飪、調製和相關食材的採購並不是變魔術，而且根據經驗我們知道：生酮飲食不僅美味，還能填飽肚子。

每個人都需要的養分：脂肪、蛋白質、微量營養素

人類必須透過攝取食物，才能供給身體能量及所有維持身體運作所需的營養素。人類可以和腸內菌叢一起，把食物裡的許多成分根據需求有目的地改造。

有一些物質是身體自己無法用其他養分合成，必須直接從食物裡攝取的，稱為必需營養素。「必需」（essenziell）這個字的字源，雖然不是

「吃」（essen），不過將這兩個字聯想在一起卻很合理：這是我們必須吃下（和喝進）的物質，不然就會營養不良。

所謂的「必需」，也就是必不能少的，是脂肪酸和胺基酸，它們來自動物和植物的脂肪和蛋白質。身體需要它們來製造特定的脂肪酸和胺基酸，或是將它們做為自己脂肪和蛋白質的組成成分。

同樣的，所謂的微量營養素也必須經由食物和飲料進入人體。這些主要是礦物質和其他的維生素，這些也是人體必需的物質。

但是碳水化合物的狀況完全不一樣，雖然人類需要碳水化合物，例如供應紅血球的需要（紅血球只能從糖獲取能量），或是做為細胞的組成成分，但是人體可以毫無困難地自行製造足量的碳水化合物。

所以，碳水化合物不是必需營養素，我們可以放棄不吃它。

做為養分的碳水化合物

我們很容易就能接受碳水化合物是食物的一部分：因為健康的人所有身體細胞都可以把來自碳水化合物的葡萄糖當成能量來源利用，但其實絕大多數的細胞不一定需要糖。如果可供利用的碳水化合物很少，肝臟會用食物脂肪或是身體囤積的脂肪製造酮體。人體的細胞呼吸作用可以有效地燃燒酮體並提供能量。如果我們不吃碳水化合物，少數一定需要糖的細胞可以從肝臟獲得糖。在必要的情形下，肝臟可以一直生產足量的糖，這個過程叫「糖質新生作用」（gluconeogenesis）。

一個健康的人，他的正常情況是這樣的：當他吃下一些如麵條之類的高碳水化合物後，這些碳水化合物會在消化時被分解為葡萄糖。腸黏

膜細胞吸收葡萄糖並將它釋放到血液中，所以血液裡的血糖值會升高。接著胰臟會分泌荷爾蒙胰島素，命令身體細胞吸收血液裡的糖，血糖值因此又快速下降。

糖（或是能很容易迅速轉換成糖的碳水化合物），會造成健康生物的負擔。特別是當這個人長年來每天都吃豐富的碳水化合物時，就會發生這種情形。若是一天之內體內的血糖和胰島素經常升高，這些「血糖高峰」和「胰島素高峰」一方面會刺激發炎；另一方面，不斷反覆出現的血糖高峰，會讓健康細胞對胰島素所發出「現在吸收糖」的重要信號，反應愈來愈遲鈍。這就是所謂的「胰島素阻抗」。結果是，血糖值升高，人體需要愈來愈多的胰島素量，才能使細胞吸收足夠的糖，當胰島素的生產量不足時，就會得到「老年糖尿病」或是第二型糖尿病。

碳水化合物帶給癌症病人的風險

罹患癌症的身體所需要的養分跟健康的人是一樣的，但是癌症病患常常不能像健康的人一樣利用碳水化合物，因為他們的身體已經出現了前一段提到的狀況：高血糖、高胰島素，且正常身體細胞吸收糖的能力愈來愈糟（胰島素阻抗）。相反地，腫瘤需要大量的糖以繼續維持腫瘤的狀態，而腫瘤細胞不需要胰島素就能吸收糖。

癌症病人的情況通常是這樣的：他們可能為了要恢復體力，吃進許多富含能量的碳水化合物，但是身體健康的部位因為胰島素阻抗不能吸收這些能量，只有腫瘤得到了這許多能量，並利用這些能量繼續生長。

腫瘤喜歡進行糖酵解，並將所產生的廢棄物乳酸釋放到周圍的環境裡，藉著乳酸的幫助，腫瘤還能再繼續侵入身體健康的部位，而這些乳酸也會被肝臟轉換為新的糖，並再度被釋放到血液裡。

癌症病患必須節制的養分

　　癌症病患跟所有健康的人一樣，不需要吃碳水化合物，對他們而言，碳水化合物甚至特別沒有好處，這不只是因為它們餵養腫瘤，最重要的是它們會阻礙身體切換成對癌症病患比較有利的飲食模式。如果食物中只含有少量碳水化合物，肝臟不僅會開始製造紅血球需要的糖，也會開始製造酮體。酮體對幾乎所有細胞而言都是最佳的能量供給者，且身體也不需分泌胰島素命令細胞吸收酮體，所以癌症病患應該盡可能避免可以分解成糖的碳水化合物和糖本身。

癌症病患特別需要的養分

　　身體可以從脂肪中製造酮體，只要我們斷食，就會發生以下的生化過程：剛開始幾天，肌肉細胞會被分解為糖，提供身體使用，這是因為肝臟還需要一點時間製造足夠的酶來生產酮體。當酶準備好了，囤積的脂肪就會被分解來生產酮體。酮體跟脂肪一起成為心臟、腦、手、腳及其他幾乎所有器官和組織的能量來源。

　　事實上從過去到現在，斷食療法一直被推薦給癌症病患使用，但重要的是癌症病患必須保持體重，體重沒有過重的病人至少應該要注意這點。如果病人超重，減少一點囤積的脂肪或許不錯，但是癌症病人即使沒

有禁食，也常常會有非自願體重減輕的情況發生，不僅囤積的脂肪減少，肌肉細胞也會消失。這種情形一定要避免，而要避免這種情形，唯一的可能是攝取適當的飲食。

給癌症病患的飲食一定要配合病人的需要。除了體重過重的病人，一般人肝臟用來製造酮體的脂肪要完全從外界攝取。過重的病人，可以部分使用身體儲備的脂肪來製造酮體，讓脂肪組織有目的地被分解。另外，還要留意攝取足夠、但不過量的蛋白質。因為腫瘤在尋找組建成分時會取用身體的蛋白質，而身體自己製造的糖，大部分也是由分解蛋白質而來。癌症病患體內常有高濃度的發炎訊號，肌肉常會被分解用來製造這種物質，這些情況導致病人常出現肌肉萎縮。如果從食物中攝取人體所需營養價值高的蛋白質，就可以彌補肌肉的損失。

如果少吃碳水化合物，就要多吃脂肪

生酮飲食可以調整身體為能製造酮體，但不會為自身的儲備資源造成負擔的狀態（斷食也會生酮，同樣也會讓身體生產酮體，但它不是一種飲食方式）。

要達到這樣的效果必須做到下面三點：

1. 幾乎不吃碳水化合物，不然身體不會切換成能產生酮體的狀態。

2. 吃豐富大量的脂肪，不然身體會分解自身儲備的脂肪。

3. 吃足夠的蛋白質，不然不能彌補癌症分解蛋白質造成病人虛弱的情形。

我們推薦給癌症病人的飲食調整也只包括下列三項重點：

1. 放棄健康的身體不需要、對腫瘤病患也沒有用處，甚至會帶來傷害的：**碳水化合物**。

2. 放棄的能量必須由就連對健康的人也很重要且必需的營養素來代替：**脂肪**。

3. 腫瘤喜歡從健康細胞裡取用的原料，同時也是免疫系統亟需的原料，必須由另外一種對健康者也不可或缺的營養素來補足：**蛋白質**。

基本營養素：脂肪／油

進行低碳水化合物飲食時，身體需要的大部分卡路里需由油脂來提供。所以人們因為減少碳水化合物而不夠的卡路里，必須由差不多等量的脂肪來補足，才有能量維持所有的功能如運動、思考、免疫系統等的運作。

許多身體細胞能直接燃燒脂肪，而且脂肪還能被用來製造酮體，在碳水化合物的攝取量很低時，酮體就成了能量的來源，供給大部分的組織能量，尤其是腦。但是從目前的研究結果可知，腫瘤細胞在它們特別的代謝過程中，不能利用酮體。脂肪的種類繁多，動物性、植物性、液體、固體，味道香的、沒什麼味道的、穩定的和很快會變臭的。這些差異源自自然界裡不同脂肪酸的組合，味道的差別則來自動物和植物體內其他的成分。這些脂肪酸一方面可以在細胞內直接燃燒，或是先轉換為酮體後再燃燒；另一方面，脂肪酸本身和酮體對健康也能發揮其他的影響，特別是對導致癌症的重要過程的影響，例如發炎。大部分的脂肪和

油類都適合生酮飲食，只有少數的脂肪要小心節制地使用。

吃哪些脂肪／油類？

　　各種脂肪和油類不能一視同仁。跟幾十年來的宣導不同的是，並非所有的脂肪都有害，其實大部分的脂肪不用我們擔心，甚至非常有益處。只有少數的脂肪真的不健康，特別是經過工業硬化處理的反式脂肪，還好過去幾年在我們買來的食物裡已經愈來愈少使用到它。

　　大部分的脂肪種類對健康的影響，不是中性的、就是有經過證實明顯的正面效果。重要的是，跟生活其他領域的事一樣——無論是從打牌到玩股票，都要有良好的組合，就像普遍被認定為很健康的 Omega-3 脂肪酸，如果吃過量也會失去它的正面效果。

所以進行生酮飲食的正確方式如下：

1. 使用不同種類的脂肪和油類。

2. 根據它們不同的特性安排。

3. 小心處理這類食物並注意新鮮度。

　　例如含多元不飽和脂肪酸的油是最好的植物油，但如果過度加熱，或是放在沒加蓋子的罐子裡，或是陽光下，都會糟蹋這個好油。這類油應該冷藏並保存在陰暗處。因為「多元不飽和」就表示它們容易和氧氣起反應，脂肪酸氧化後會損失許多好的特性，味道只是其中之一。

　　相對之下，其他的優質油類就比較穩定耐熱，232 頁的表格裡介紹

了油的種類、儲存方式、保存期限、冒煙點（也就是可以加熱的程度），以及種種可能的使用方式。

動物脂肪和植物脂肪都適用於生酮飲食，而且就連以前被長期警告的飽和脂肪也很容易消化。根據最新的知識，它們對健康並沒有危險。

動物脂肪並不如以往所強調的完全由飽和脂肪酸組成。它們同時含有飽和及不飽和脂肪酸，而且是一種對生酮飲食有幫助的優良組合。如果動物的食物符合自然，且肉類沒有經過加工處理，這種肉類的脂肪組合更是有利。草地放牧牛的肉所含的 Omega-3 脂肪酸，要比吃精飼料長大的牛還多（參考圖 5）。

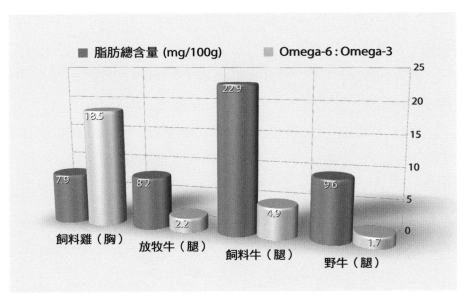

圖 5：草地放牧的牛肉有很好的 Omega-6 與 Omega-3 脂肪酸比例，脂肪含量和鹿肉一樣。飼料牛的脂肪酸比例也不錯，但是飼料雞的比例比較不好。草地放牧牛肉的脂肪含量和鹿肉及雞肉相似，飼料牛的脂肪含量就明顯高很多。資料來源：Rule et al. (2002) J. Anim. Sci. 80:1202.

而且與一般的認知不同，植物脂肪中同樣也可以含有很多飽和脂肪酸，甚至特別適合生酮飲食。椰子油裡的中鏈脂肪酸（Medium Chain Triglycerides, MCT，所以也常稱為 MCT 油）就對癌症病患特別有幫助，它對胰腺功能有缺陷的病人也有幫助，因為它不需要胰臟製造的酶來消化。

下列油脂特別適用於生酮飲食：已經提過的椰子油占居第一位，它的中鏈脂肪酸不僅很好消化，還特別容易被肝臟轉換成酮體。椰子油也特別適用於還無法進入酮症的人，只要增加椰子油（或是精煉過的 MCT 油）的食用量，通常酮體的產量就會隨之提高。

奶油也含有中鏈脂肪酸（MCT），不過比椰子油少，它含有許多其他的飽和及不飽和脂肪酸，吃草乳牛牛奶製造的奶油裡，脂肪酸組合最佳。

橄欖油主要是由單元不飽和油酸組成，與其他的油類比起來，只有少量的多元不飽和脂肪酸，很適合做為生酮飲食的基本脂肪。

菜籽油不僅在口味上可以取代椰子油和橄欖油，提煉過的菜籽油冒煙點也比較高。它還是所有含多元不飽和脂肪酸油類的狀元，下段會討論原因。

一般被認為健康的多元不飽和脂肪酸，要注意必須含有足夠能抑制發炎的 Omega-3 脂肪酸。Omega-6 脂肪酸會幫助發炎，但我們不能完全捨棄它，因為它也是人體必需的。

Omega-3 和 Omega-6 脂肪酸的組合要有良好的比例，要注意不能低於 1：10（Omega-3 對 Omega-6），最好是介於 1：2 和 1：5 之間，菜籽

油裡兩者的比例是 1：2.4。

要避免哪些脂肪和油類？

事實上，正好有一些含有豐富多元不飽和脂肪酸的植物油不適用於癌症飲食，原因就在於 Omega-6 脂肪酸有助長發炎的特性。Omega-6 含量高的著名油類代表有葵花籽油、玉米油和薊油。如果一定要用這些油，用量最好也很少，然後補充其他含有高量 Omega-3 的油類，如亞麻仁油。如果可能，應該要避免經由工業硬化脂肪而產生的反式脂肪。但現在這類加工產品的反式脂肪含量已經很低，如果烹調時必須把油加到很高溫，也是可以偶爾用一下硬化的棕櫚油或是精煉過的菜籽油。

基本營養素：蛋白質

蛋白質在身體裡的任務非常多，它們是能量來源、是建構組織的材料，也是身體的儲備物質。它們是身體裡的酶和訊號物質，並能將其他物質有目的地從 A 運送到 B。免疫系統裡的抗體也是蛋白質。肌肉蛋白質可以分解產生不可或缺的葡萄糖。罹患癌症的身體，蛋白質的消耗量會提高，病患愈來愈多的肌肉蛋白會被分解，所以癌症病患要注意攝取足夠的蛋白質。但重要的是不能超量，也就是不能真的吃大量的蛋白質，尤其是盤子裡同時沒有豐富的脂肪時。因為大量蛋白質會讓肝臟的酮體產量降低，導致病人無法達到努力的目標——酮症。並且病人的新陳代謝無法一次處理這麼多蛋白質，會讓很多代謝產物停留在身體循環裡，進而引起噁心。

吃哪些蛋白質？

　　優質蛋白質的來源很多，雞蛋是典型的代表，雞蛋的成分胺基酸是蛋白質的合成材料。就這點而言，雞蛋是非常理想的蛋白質，它們的成分十分符合人體的需要。肉類和魚類也是絕佳的蛋白質供應來源。牛奶及奶製品，如天然優格和乳酪同樣也是優良的蛋白質來源。選優格時盡量選擇酸的優格，因為與溫和的優格相較，它的乳糖較少。鮮奶油優格裡的乳糖也比一般脂肪含量的優格少。好的植物性蛋白質來源有黃豆和黃豆製品，如豆腐。黃豆製品的蛋白質也相當有營養價值，但是，它們的胺基酸成分跟蛋裡的成分不一樣。菇類、豆類（這裡指的是綠色豆類，其他豆類的碳水化合物都太高了）、豌豆或是牛皮菜的蛋白質更是如此。大麻籽的脂肪酸組合特別好，跟蕁麻一樣是優良的植物性蛋白質來源。但是牛皮菜和蕁麻只能做為攝取蛋白質時的補充品，因為它們的主要成分是水和纖維，要吃非常大量才能得到足夠的蛋白質。

　　對黃豆製品還可以再補充說明，它們極可能具備抗癌的特性，黃豆中的某項成分會被腸內菌轉換為一種經證實能抑制某些癌症的物質，發酵過的黃豆產品如味噌、納豆和醬油等特別有好處。

品質是選擇蛋白質的決定性因素

　　基本上，人體可以自己製造大部分所需的蛋白質合成單位（胺基酸），但最好還是要由食物中攝取。有九種胺基酸是必須從食物中獲取，身體無法製造的，它們是不能缺少的「必需」養分。如果攝取的蛋

白質總量含必需胺基酸比例愈高，攝取的蛋白質總量就可以愈少，所以生酮飲食中應盡量選擇必需胺基酸含量高的食物。

下列是人體的必需胺基酸，及一些含胺基酸單位高但屬低碳水化合物的食物：

- 組胺酸（Histidin）：牛肉、雞肉、黃豆、鮭魚。
- 異白胺酸（Isoleucin）：花生、牛肉、雞肉、蝦子、乳酪、核桃。
- 白胺酸（Leucin）：花生、杏仁、鮪魚、雞肉、牛肝、醃鯡魚、蛋。
- 離胺酸（Lysin）：牛肉、雞肉、醃鯡魚、蛋、鮭魚。
- 甲硫胺酸（Methionin）：巴西堅果、魚肉、蛋、牛肝。
- 苯丙胺酸（Phenylalanin）：黃豆、豬肉、鮭魚、蛋、牛奶、核桃。
- 蘇胺酸（Threonin）：木瓜、菠菜、牛肉、雞肉。
- 色胺酸（Tryptophan）：黃豆、可可粉（巧克力）、番茄、菠菜、鮭魚。
- 纈胺酸（Valin）：鮪魚、蛋、雞肉、乳酪、牛肉、鮭魚。

　　莢果類（除了黃豆以外）如小扁豆、豌豆、菜豆、鷹嘴豆和馬鈴薯同樣含有豐富的必需胺基酸，但對生酮飲食而言它們碳水化合物的含量太高，因此沒有在此列出。

下列食物含有所有的必需胺基酸：

- 奶製品：乳酪、奶粉、奶油乳酪、夸克乳酪。
- 蛋：雞、鵝、鴨、鵪鶉。

- 魚、海鮮：緋魚、比目魚、蝦蟹、鮪魚、鯉魚、高眼鰈、鰻魚。
- 香腸：德國下午茶香腸、法蘭克福香腸、肉腸、德國豬肝腸。
- 肉類：羊肉、牛肉、肝、鵝、鹿肉、雞肉。
- 堅果、種子：黃豆、花生、巴西堅果、杏仁、亞麻籽、核桃、大麻籽、椰子。
- 蔬菜：青花菜、新纈草、花椰菜、羽衣甘藍、茄子。
- 菇類：平菇。

次要營養素：碳水化合物

　　生酮飲食試圖盡可能避免碳水化合物，但是這項原則僅局限於所謂「可利用的」碳水化合物，特別是糖、葡萄糖、乳糖和澱粉。這些根據其加工程度的不同，提升血糖值的程度也不同，並造成我們不樂見的「胰島素高峰」。

　　其他的碳水化合物則完全無法被人體的酶消化，它們的作用如同膳食纖維。在生酮飲食的過程中，我們大可以吃這種「不能被消化的」碳水化合物。這些對腸內菌而言是很重要的養分，細菌分解這些碳水化合物——膳食纖維——後，不會留下糖，而是脂肪酸。這些脂肪酸的鏈比椰子油的脂肪酸鏈還要短，它們一方面提供腸壁細胞能量，另一方面充當訊號分子。就目前所知，它們對健康幾乎都是正面的效果。

　　每個人都可以試驗看看對這些人體無法消化的碳水化合物（膳食纖維），自己的接受程度如何。因為細菌在分解它時會產生氣體，如二氧化碳、甲烷或是氫氣，如果腸道還不是很適應時，會有較嚴重的脹氣。

當然，我們同時也要注意這些食物裡所含可利用碳水化合物的含量。菊芋塊莖就是著名的例子，它主要含有一種菊苣纖維，可以被腸道細胞轉變為丙酸和丁酸，但是它每一百克裡就含有四克的可利用碳水化合物，每個人在生酮飲食中所能攝取的可利用碳水化合物，特別是糖和澱粉的量，都不一樣。

重要的是，我們不需要完全放棄碳水化合物。就如之前所說，食物中不含任何碳水化合物雖然對身體不會造成問題，但我們也不需要完全不吃碳水化合物。這也是生酮飲食很容易實踐的原因之一。我們完全可以使用含有一些碳水化合物的食材，與規定「零碳水化合物」的飲食相較，我們的選擇和變化擴大了許多。

許多最佳的生酮食物裡（堅果、鮮奶油、蛋等）也含有一些碳水化合物，甚至純糖，比如可可含量99%的黑巧克力還是含有糖。

吃哪些碳水化合物？

關於含可利用碳水化合物如糖和澱粉的食物，我們有三種選擇標準：

1. 哪些食物中的碳水化合物最少？例如杏仁就是屬於「種子和堅果」類的食物，是人們熟悉的食物，而且含有的碳水化合物較少。

2. 哪些食物對生酮飲食有高價值，所以每天每餐所允許的少量碳水化合物最好是從這些食物中攝取？例如藍莓和覆盆子，它們所含的糖量不低，但也含有其他可能對癌症有影響的成分，並能滿足人們對水果的口腹之欲，喜歡吃的人可以吃，但是要少量，每份不得超過二十五到五十克。

3. 哪些食物是無論如何都不可以也不願放棄的？例如有人認為，有品質的生活每天需要一杯濃縮咖啡加一塊方糖，或是一小杯啤酒，那他就必須在其他地方多節制一點碳水化合物的量。

Part 3

食物

實踐篇

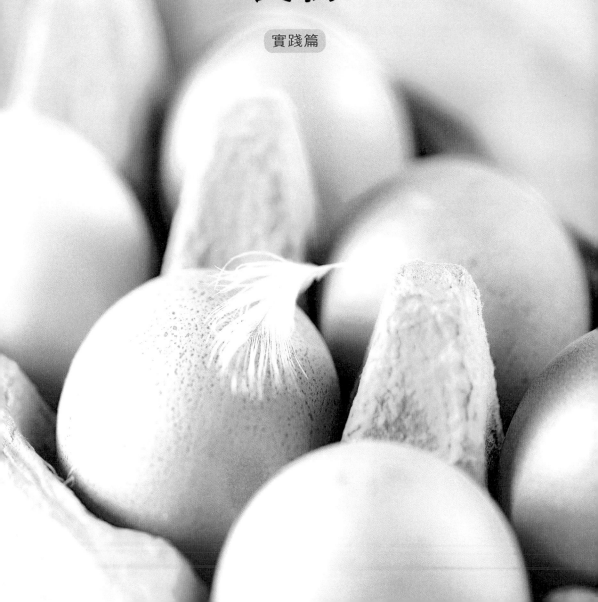

生酮食物
脂肪來源、蛋白質來源、碳水化合物的替代品

生酮飲食的原則在於盡可能攝取極少量的碳水化合物，並以脂肪取代，但這要如何實踐在日常生活裡呢？

許多病人以全副精神研究此一主題和任務，不僅獲益匪淺，身體也變得強壯。他們把生酮料理變成貨真價實的藝術，學習並從中獲取新知，在各項選擇中嘗試、實驗、遊玩，這些都可以帶給人們許多樂趣和喜悅。與志同道合的人交換意見還能提供額外的刺激和鼓勵。也有一些病人對廚房能帶來的奇蹟並不是那麼感興趣，他們心裡只有一個念頭：盡可能正常並與往常一樣飲食。這些病人可能不想放棄他們的麵包加奶油，或是最愛的披薩，也可能無法想像沒有甜點的一天。

也或許病人就是沒有時間和精神在日常瑣務和疾病中，再花許多功夫料理食物。基於這點考量，我們在這部分的書裡和食譜部分，盡量配合不同族群病人的需要來安排，提供他們機會嘗試生酮飲食。我們有精心設計的生酮餐點，也有非常簡單的替代選項。在德國，蛋白質麵包目前在許多商店都可以買到，吃起來明顯比傳統用穀物做的麵包香，加上奶油和乳酪，吃上兩、三片這樣的麵包，就是一頓很理想的生酮餐。就連低碳水化合物的披薩麵團也可以買到現成的，然後根據自己的愛好加配料烘烤。同樣的情形也適用在甜點、蛋糕和飯後甜品上。

無論是自己親手烹調料理，或是購買貨架上或冷凍的成品，重要的是我們的食物裡必須含有豐富的優良脂肪，所以現在就讓我們從生酮飲食中最佳的脂肪來源開始。

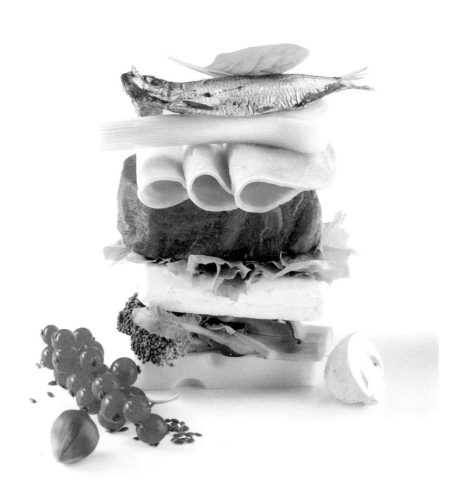

最佳的脂肪來源

　　生酮飲食的重點在於將食物中碳水化合物的卡路里，用高比例的脂肪來取代。我們必須在飲食中加入許多脂肪，雖然這一開始會讓人覺得不尋常。一直有病人詢問，為什麼他們不能進入酮症，雖然他們的碳水化合物已經吃得很少了。但我們常常發現，這些人通常是用蛋白質來取代碳水化合物，而不是用脂肪。他們的蛋白質吃得太多、脂肪卻太少，這樣是無法進入酮症的。我們無須將食物浸在油裡，或是光吃燻肥肉才能得到足夠的脂肪。有很多種高脂肪且美味的食材，可以為我們的菜單帶來變化。我們將嘗試過最受喜愛的食材介紹在下面，每種食材的後面還列有其他重要的營養成分，以蛋白質、脂肪和碳水化合物的比例（EFK）標明每一百克食物中所含營養素的克數。比如酪梨的 EFK 值為 1.9：23.5：0.4，表示一百克新鮮的酪梨裡有一‧九克的蛋白質、二三‧五克的脂肪和〇‧四克可利用的碳水化合物。大多數食物在扣除 EFK 含量後剩餘的大多為水，也有膳食纖維。

　　這本書裡 EFK 的數據，主要來自以德國聯邦食物索引為基礎的資料，如葛雷飛和烏恩哲出版社（Gräfe und Unzer）的「營養價值總表」（Große Nährwerttabelle），或是霍恩海姆大學（Universität Hohenheim）架設的網路平台「互動式營養價值分析」（Interaktive Nährwertanalyse），或是 www.nährwertrechner.de 網站。如果以上的來源裡沒有相關數據時，則根據生產商提供的資料。

酪梨

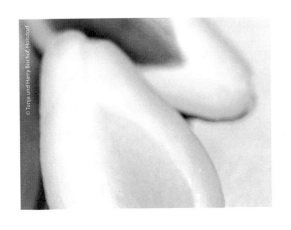

　　原本生酮飲食應該少吃水果，但有一些小例外，和一個大例外——酪梨從植物學的觀點來看屬於水果，而且人們也可以像蘋果或梨子一樣地食用它。可以將它切塊，再灑上新鮮的檸檬汁就能立即享受。或是當成水果沙拉的主角，搭配一些莓果和切片木瓜，再淋上鮮奶油優格，或是加上與亞麻油或椰子油混合過的夸克乳酪。這聽起來脂肪並不是特別多，但事實上，酪梨富含脂肪並含有其他許多礦物質，且幾乎不含碳水化合物。此一水果的別名是「熱帶奶油」，有 23.5% 的脂肪。此脂肪的主要成分是油酸和飽和脂肪的棕櫚酸，它們在橄欖油的部分已被大大稱讚過了，兩者都非常適合生酮飲食。除此之外，酪梨也含有豐富的鉀，這個特性極佳。因為進行生酮飲食時腎臟會排出較多鉀，所以最好能從食物裡補充流失的鉀。酪梨在飲食上的優點是它柔和的口味，和能承載味道的脂肪。視我們搭配其他材料和調味的方式，可以變化出極不同的口味，不會因口味太重而喧賓奪主。

加分：鉀、鋅、銅、錳、氟化物、黃酮類化合物、一點膽鹼
EFK：1.9；23.5；0.4

夏威夷豆

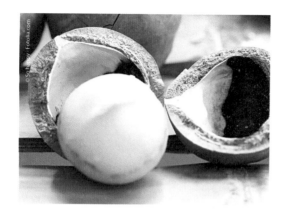

此堅果脂肪的比例占絕對多數，甚至有四分之三之多，高達 76%，因此也被稱為「堅果女王」，可以生吃或是撒上鹽當成零食。也可以剁碎或是磨粉加在沙拉、麥片、醬料、麵團和炒菜裡，無論是生吃或烤過的堅果都可以做多方面的運用。它還額外供應豐富的蛋白質，且碳水化合物含量極少，味道可口。夏威夷豆脂肪的主要成分是油酸、棕櫚油酸（兩者都是單元不飽和酸）和棕櫚酸（飽和脂肪酸）。它還含有豐富的鉀（鉀的優點請參看酪梨），並含有本地食物比較缺乏的硒（巴西堅果也是優良的脂肪和硒的來源），還有錳、銅、鋅及對神經系統和肝臟很重要的膽鹼。

加分：鎂、鉀、硒、氟化物、錳、銅、鋅和膽鹼
EFK：7.3；76.5；0

椰子、椰奶、椰子油

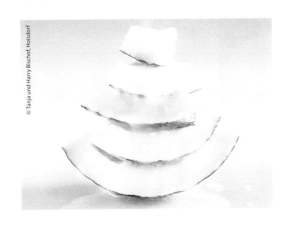

©Tanja und Harry Bischof, Hoisdorf

椰子可以切塊生吃，或是乾燥做成椰子片，在三餐間充當點心；也可以剉成細屑用於烹飪，或當作糕點和甜點裡的材料。這個「堅果」從植物學的觀點來看其實是核果，而且是一種富含脂肪的核果。如前所述，這種水果具有中鏈脂肪酸高的優點。椰子中所含飽和脂肪酸的鏈比油酸和棕櫚酸的短，肝臟可以很快把它們轉化成酮體，達到酮症。椰子產品也能供應身體鉀、錳、鋅和硒。我們可以把椰奶和椰漿加到湯裡，或是讓甜點的口味更細緻。純椰油非常適合用於煎炸和烹煮，同時也能讓糕點和甜點有絕佳的風味。它也是生酮飲食裡的基本脂肪。我們可以在種類齊全的超級市場或天然食品店裡買到椰油，還有椰粉、椰絲和椰片。如果能買到新鮮的椰子並剖開它，那真是一大享受。通常，占據半個購物袋的一大個椰子裡果肉並不多，但我們大可以放心食用乾燥的椰子粉或是罐裝的椰子油，因為椰子油非常穩定。椰子水在市面上也買得到，它含有豐富的礦物質，但是每一百毫升含五克的糖。

加分：鉀、鐵、錳，鋅、硒、一點膽鹼
EFK：3.9；36.5；4.8

浸在油裡的鯡魚、醃小鯡魚、沙丁魚

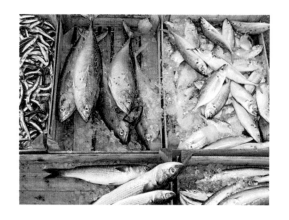

浸在油裡富含脂肪的海魚，它們的脂肪和蛋白質組合很理想，可以直接從罐頭裡取出來當成便捷的小菜。如果魚是浸在葵花籽油裡，最好不要把油一併舀起來吃（葵花籽油含有相當多會助長炎症的 Omega-6 脂肪酸）。沙丁魚通常是浸在橄欖油裡，當然就可以連油一起吃。沙丁魚類食品中常常有高價的產品，例如所謂的年份沙丁魚，罐頭裡的內容物最好能一掃而空。高脂肪海魚的脂肪酸比例很好，含有很多的 Omega-3 脂肪酸，能被身體善加利用。當然，新鮮魚或是冷凍魚都很適合，但若買現成拌好的醃小鯡魚沙拉可能會含有很多碳水化合物。鮭魚和鯖魚也含有很多脂肪。高脂肪海魚也能提供我們額外的維生素，或是礦物質如鐵，和微量元素如硒和碘。有一些淡水魚如鯰魚和鰻魚也是非常肥美的。

加分：Omega-3 脂肪酸、維生素 B12、鐵、硒和膽鹼
EFK（浸油的鯡魚）：14.3；31.3；0
EFK（浸油的沙丁魚）：15.2；23.1；0

奶油

奶油跟椰子油一樣含有可以達到酮症的中鏈脂肪酸，不過含量要比椰子油少。奶油裡主要是飽和脂肪棕櫚酸和不同種類的單元不飽和脂肪酸，此外還有比較小、容易消化的脂肪酸，如所謂的短鏈脂肪酸。另外，在乳脂裡（所以也在奶油裡）還有許多其他的脂肪酸，包括Omega-3脂肪酸，它們的組合成分視飼料及牛的飼養方式而定。吃青草或是乾草、在草地上放牧的動物（例如在瑞士阿爾高和愛爾蘭），用牠們的牛奶做出來的新鮮奶油，脂肪成分就很完美。綠色和平組織曾經分析過標榜為「牧草地奶油」的產品，發現其中部分產品的脂肪酸值不可能出現在只吃草的動物身上。因此我們必須蒐集資料，找到可以信任的生產者（資料來源可以參看各地的消費者保護協會〔Verbraucherzentralen〕、德國《生態測試雜誌》〔Ökotest〕、商品檢測基金會〔Stiftung Warentest〕）。以低碳水化合物的蛋白質麵包塗上許多奶油的傳統奶油麵包非常值得推薦。喜歡的話，也可以直接吃奶油，或是加在乳酪上，或是混合香草和蔬菜、肉類、魚一起食用。奶油也適合用在文火煎炸上，或是燜煮較細緻的食材。食用奶油並不會對膽固醇有不良的影響。

加分：短鏈脂肪酸、中鏈脂肪酸，維生素 A
EFK：0.7；83.2；0.6

鮮奶油

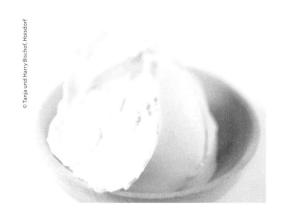

之前用牛奶的地方現在全部可以改用鮮奶油，因為牛奶的碳水化合物（乳糖）太多，脂肪太少。鮮奶油適用於咖啡、湯品、醬料和奶昔。也可以將它拌入鮮奶油夸克乳酪裡增加脂肪含量，或是搭配凝膠如明膠或洋菜做成甜點（以人工甜味劑甜菊糖、肉桂等其他佐料增加甜味）。不同鮮奶油的脂肪含量不同，最常見的種類至少含 30% 的脂肪，點心用鮮奶油含 37% 的脂肪，有時候甚至也可以找到含 42% 脂肪的產品。很可惜我們這裡比較少看到英國特產的「凝脂奶油」（Clotted Cream，又稱德文郡奶油），這是一種固態可塗抹的全脂鮮奶油，含 55% 的脂肪。最好使用草飼動物的有機鮮奶油，這和奶油一樣是短鏈和中鏈脂肪酸的來源，能提供身體特定的脂溶性維生素，主要是維生素 A。

加分：短鏈脂肪酸、中鏈脂肪酸，維生素 A
EFK：2.5；30；3.2

馬斯卡彭鮮乳酪

馬斯卡彭鮮乳酪（Mascapone）是以鮮奶油製造的，製造技術跟印度用全脂牛奶做的鮮乳酪（Paneer）類似。先把鮮奶油加熱，然後加入檸檬酸使之變稠，最後過濾乳清。馬斯卡彭鮮乳酪適合當成許多乳脂類點心（Creme）和甜點的基本材料。同樣也可以提供重口味的料理和醬料圓潤的口感。只要喜歡，也可以直接用湯匙舀著吃，不同的馬斯卡彭鮮乳酪含脂程度不同，脂肪含量與成分和高脂鮮奶油類似。

加分：短鏈脂肪酸、中鏈脂肪酸
EFK：4.6；47.5；3.6

乳酪

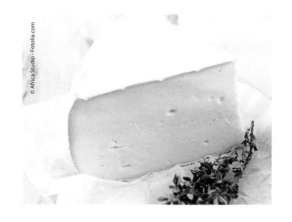

除了極低脂的乳酪，如來自哈茨山（Harz）的乳酪或是牧羊人乳酪（Hirtenkäse）以外，乳酪的優點在於有高單位的脂肪和蛋白質含量，且通常幾乎不含碳水化合物。和奶油及鮮奶油一樣，由草飼牛的牛奶做的乳酪品質最好，含優質的脂肪酸。好的高脂高山乳酪（Bergkäse）或是有 60% 脂肪的卡門貝爾乳酪（Camembert）不只可以豐富每一餐，出門在外如果有需要還可以隨時現買現吃。乳酪可以搭配堅果和杏仁當成點心，也適合配上一點水果或是單吃，也可以當成飯後甜點。除了脂肪酸和蛋白質以外，不同種類的乳酪還提供許多不同礦物質，例如帕瑪森（Parmesan）起司和其他硬乳酪含有非常多的鈣。

加分：礦物質如鈣和鋅，好的脂肪酸組合
EFK（視種類而定，例如帕瑪森）：32.3；34.8；0 ／（卡門貝爾，除去水分後含
    60% 脂肪等級）：17.9；34；0

德國下午茶香腸、細肝腸

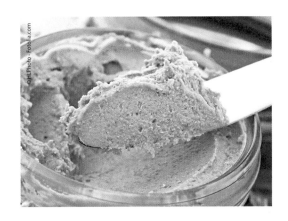

下午茶香腸（teewurst）是一種含脂量特別高、可用來塗抹在麵包上的香腸，成分有豬肉、燻肥肉和香料。傳統上含有30%到40%的脂肪。肝腸（feine leberwurst）大多也是用豬肉和燻肥肉製成，但是額外含有10%到30%的肝臟，所以它的碳水化合物含量要比下午茶香腸高一點，因為肝臟裡儲存了豐富的動物澱粉，也就是所謂的糖原。這兩種香腸加在蛋白質麵包上就成了令人飽足的絕佳「香腸三明治」。它們也可以用湯匙舀著吃，是高脂高蛋白質的點心。

加分：很高比例的必需胺基酸，維生素 B1（下午茶香腸）、維生素 B12、其他維生素 B 群、維生素 A 和視黃醇（肝腸）

EFK（下午茶香腸）：14.4；34.8；0.2

EFK（肝腸）：15.2；29.4；1.5

可可比例占 85% 以上的黑巧克力

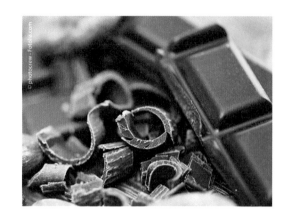

我們可能需要先習慣黑巧克力的口味。因為它嘗起來只有些許的甜味，但有濃濃的可可香。黑巧克力裡的可可脂提供了許多脂肪，特別是飽和及單元不飽和脂肪酸，但是幾乎沒有多元不飽和脂肪酸。我們可以在空閒時刻享受它，或將它煮成熱巧克力（五十毫升的鮮奶油加上二十五克的巧克力），加一朵鮮奶油花再加上一些香料；或是用在蛋糕和甜點（如巧克力慕斯）裡。高品質的黑巧克力因為可可含量高，嘗起來不會單調苦澀。目前市面上已經可以購得許多可可比例占 85% 以上的黑巧克力，每個人都可以找到自己喜歡的口味。可可脂含量愈高，巧克力的口感愈滑潤。好的黑巧克力每一百克只含十到二十克的碳水化合物，相較之下，全脂牛奶巧克力平均每一百克含有五十六克的碳水化合物。除了脂肪和蛋白質以外，可可和巧克力還提供少量其他有益的成分如維生素 E 等，或是植化素。黑巧克力降血壓的功效也很有名，只要定期吃一小塊，很快就能測量到血壓降低的情況。

注意：不是只要標示「黑」巧克力，含糖比例就一定比較少，所以要和平常一樣，留意商品背後的營養成分標示。

加分：維生素、礦物質、色胺酸、植化素
EFK：視各品牌及可可的比例而定，所以這裡無法顯示

取代麵粉家族：碳水化合物的替代食物

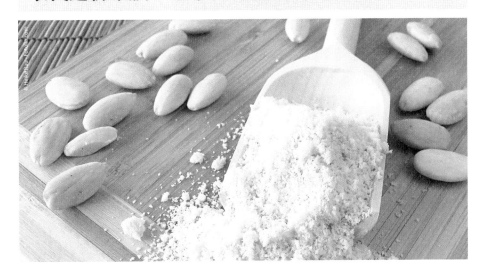

　　大家第一次聽到生酮飲食時，常常很難想像生活中沒有，或是只有極少的麵包和那些「令人飽足的副食」，如馬鈴薯、麵條、米飯和麵團等。但是，實際上有許多碳水化合物的替代品在許多人嘗試後發現，透過它們特殊的口味，讓每一餐飯增色不少，不再只是填飽肚子而已。進行生酮飲食的人如果想做蛋糕、鬆餅和餅乾，需要為富含碳水化合物的穀類麵粉或澱粉找到替代品；在許多傳統食譜裡也會用麵粉或是澱粉做為勾芡材料，例如用在醬汁裡；有時我們也需要為馬鈴薯找到替代品。

　　這些東西都有優良的低碳水化合物替代品，我們將在這裡一一介紹。要注意的是堅果粉和黃豆粉缺乏黏著性，我們可以在商店裡購買黏合蛋白（麩質、蛋白質濃縮物〔Glidine〕）加入，或是多用幾顆蛋，才不會讓蛋糕碎不成形。

花椰菜

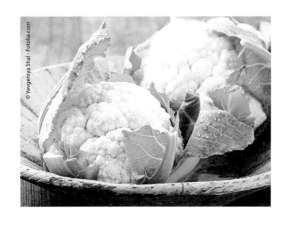

花椰菜刨成細片和乳酪及蛋混合，可以替代披薩的餅皮。花椰菜餅皮要先烤過，加上配料後還要再稍微烤一下。這在本書食譜部分還會提供更多的相關資訊。希望能和一般披薩餅皮有一樣口味和口感的人會很驚訝，這個披薩餅皮吃起來味道雖然不一樣，但是和配料搭在一起卻有很和諧的口感。花椰菜也非常適合打成泥，可以代替馬鈴薯泥。花椰菜泥加上蛋在鍋裡煎過，也可以做為馬鈴薯餅的替代品。為了讓餅皮黏合得更好，可以加入麩質；或者從平底鍋裡鏟起餅皮的時候小心些避免散開，雖然到了盤子裡，我們還是得將餅切開來吃。花椰菜泥也很適合放入濃稠的湯裡。磨碎煮熟可以替代米飯，或是當成麵疙瘩，然後加上乳酪焗烤。

處理這些副食和餐點的手續非常簡單，甚至省去了削馬鈴薯皮的手續。

加分：膳食纖維、礦物質（特別是鉀）、微量元素
EFK：2.2；0.3；1.6

明膠

　　明膠是純動物性蛋白，不含碳水化合物。可以取代澱粉用來凝結冷食，例如果凍或是乳脂類點心，或是蛋糕上的凝膠。我們推薦一定要用「真的」明膠。商店裡的「快速明膠」是水溶性碳水化合物和明膠的混合物，有大量的碳水化合物。

EFK：84；0；0

大麻籽

　　大麻籽最好自己現磨成粉，它是非常香的全麥麵粉替代品。粗磨或是研磨未去殼的大麻籽含有很多膳食纖維，富含蛋白質和脂肪，還有很好的 Omega-6 和 Omega-3 脂肪酸比例。可以用在生酮麵包裡或是加在其他麵團裡。它們也適合做為生酮什錦麥片裡的一個重要食材（堅果、椰子、杏仁和一點點低碳水化合物的水果）。不喜歡大麻籽殼的人，可以買去殼的籽，然後直接撒在甜品上。大麻籽沒有毒品的作用。

加分：高營養價值的蛋白質，必需 Omega-3 脂肪酸、維生素、礦物質
EFK（未去殼的大麻籽）：24；32；2.8

塊根芹

低碳水化合物的塊根芹是風味絕佳的馬鈴薯替代品，含有許多有益的成分。將它切條用椰子油炸黃，嘗起來和咬起來都像薯條。也可以把塊根芹切碎用少量的水蒸熟後打成泥，加上香料和奶油或是鮮奶油，就成了另一道馬鈴薯泥的替代品。

加分：維生素、礦物質、微量元素、膳食纖維
EFK：1.7；0.3；2.3

杏仁

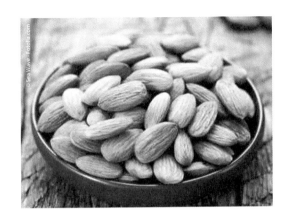

　　磨好的杏仁粉也是一種很好而且味道絕佳的麵粉或是澱粉替代品。我們可以用整粒研磨的杏仁粉，或是去皮後再磨的杏仁粉（自己磨或是買包裝好的），後者適用於較為細緻的餐點。製油剩下的杏仁粉（可在網上購買），也可以用於烘焙蛋糕或是麵包，比沒榨過油的杏仁粉便宜，只含小麥麵粉十分之一的碳水化合物。它可以用來為湯品、醬料或是甜乳脂勾芡；也可以和榨過油的椰子粉混合，用在蛋糕或是亞洲勾芡不重的餐點裡。杏仁粉還可以當成麵包粉使用，裹在肉排、魚肉或是預先煮熟的蔬菜外面，然後在油裡煎炸，但是要注意火不能開太大，否則杏仁粉容易焦。用磨得特別細的杏仁粉加上玫瑰水和人工甜味劑可以做成完美的杏仁糖。

加分：營養價值高的蛋白質、許多脂肪、礦物質、微量元素
EFK：18.7；54.1；3.7

黃豆粉

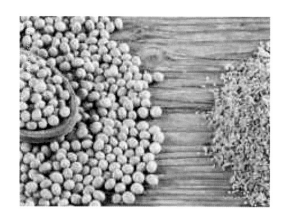

黃豆粉的蛋白質含量高，碳水化合物的含量低。粗磨黃豆粉以做為動物飼料為人所熟知，但也因此名聲欠佳。生產大豆油之後的黃豆渣也可供人使用，例如拿來做成所謂的素食肉。黃豆粉很適合用在生酮飲食上，尤其適合放棄肉食的人，例如可以增添食物風味，或是取代麵粉做成麵條，或是與杏仁粉混合烤麵包或蛋糕。但在用量上不能太豪爽，因為它的蛋白質含量很高。

加分：高營養價值的蛋白質、維生素 A、維生素 B 群、維生素 E、葉酸、膽鹼、礦
　　　物質，微量元素如鐵、銅、錳
EFK：45.2；1.2；0.6

人工甜味劑／甜菊糖／糖醇

　　雖然進行生酮飲食時，我們對「甜味的感覺」會有明顯的改變，需要的「甜味」變少了，但是偶爾還是會有需要糖的地方，例如做甜點時。甜味劑的種類很多，我們應該根據個人喜好使用。依照經驗，使用多種甜味劑組合而成的產品嘗起來比較像單一口味的糖。天然植物的甜味劑甜菊糖現在也可以買得到液體的。不過，有些人很快就會覺得甜菊糖不是那麼容易讓人接受，每個人得找出自己能接受的分量和適合的產品。糖醇可以像家用的糖一樣讓糕點膨鬆，所以一般「低碳水化合物」的麵包店喜歡用糖醇。不過，糖醇不要用太多，因為裡面一些成分會影響糖的代謝，且劑量較高時有瀉藥的作用。有些甜菊糖產品跟糖醇結合，有糖一般的結晶狀。這類產品同時也要留意劑量。更多的資訊可以參考156頁（〈如果不想放棄甜點〉）和218頁（〈碳水化合物的計算〉）。

櫛瓜（夏南瓜）

　　在夏季的花園中，躲著一種無麵粉義大利麵的替代品，那就是像野果子般的櫛瓜。我們可以將此一小黃瓜形狀的蔬菜，用刀切或刨子刨成細長條，略略蒸熟，稍寬的長條就像綠色的麵條一樣，可以讓客人大吃一驚。有些人可能需要略為適應這種變形的義大利麵，但是它的優點是，跟親手做的其他義大利麵的替代品相較（如黃豆義大利麵），櫛瓜的烹飪方式非常簡單快速且便宜。

加分：膳食纖維、礦物質
EFK：1.6；0.4；2.1

生命的組成成分：最重要的蛋白質來源

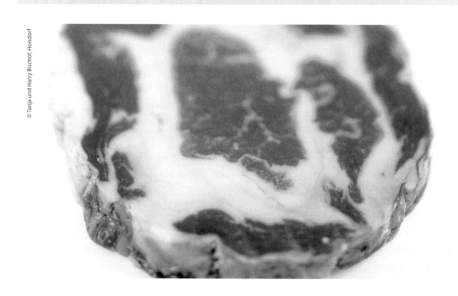

© Tanja und Harry Bischof, Hoisdorf

改採低碳水化合物飲食的人常常犯一個錯誤：他們無法放下對吃太多脂肪的恐懼，因為據說太多脂肪會讓人變胖，也會讓人生病。結果他們開始攝取許多蛋白質，因為如果放棄碳水化合物，又不願吃大量脂肪，那除了蛋白質以外，就沒有其他真正的基本營養素，也沒有卡路里來源了。但相對於大量優質的脂肪，太多蛋白質才會真正造成身體問題，例如讓已經受損傷的腎臟負擔更重，也會提供腫瘤生長所需的原料。

吃很多蛋白質但沒有同時攝取足夠的脂肪，並不是生酮飲食，肝臟不會轉為生產酮體，並以此做為身體的主能量，這對腫瘤病人尤為重要。所以原則應該是：攝取充分高營養價值的蛋白質，但不要忘記，生酮飲食裡的主要能量來源只有一個名字：脂肪。

雞蛋

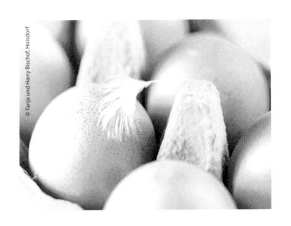

© Tanja und Harry Bischof, Hoisdorf

一顆新鮮雞蛋含有大約 13% 的蛋白質和僅僅 1% 的糖，此外就是很多水。糖分布在蛋黃和蛋白裡，所以放棄嘗起來有點甜味的蛋黃是沒有什麼幫助的。營養生理學家認為雞蛋所含的胺基酸組合最為理想。如果理想可以分級，「最理想的」雞蛋來自於所生活的農舍壓力較小（雞群中一直都有啄食順序和階級鬥爭），且不僅有穀粒，還有蔬菜和蟲子可吃的雞。蛋也是很好的脂肪供應者，它還有天然的維生素 A、鈣、鐵和對神經系統及肝臟健康很重要的膽鹼。蛋在生酮飲食裡有許多可應用的方式，最簡單的水煮蛋可以充當旅途中的口糧；或是做成歐姆蛋、煎蛋、烘蛋，或是用在焗烤料理、蛋糕和甜點裡。替代品可以是鴨蛋或是其他家禽的蛋。

加分：高營養價值的蛋白質，維生素 A、維生素 B 群、膽鹼、礦物質
EFK（雞蛋等級 M 尺寸）：6.7；5.9；0.4

海魚

在脂肪來源的單元我們已經針對海魚做了一些介紹，海魚的肉當然也有高營養價值的蛋白質。體內有害物質的殘留情況，則視魚的種類有很大的差別。基本的原則是：生活在海底的魚（例如比目魚），有害物質殘留較多；生活在開放水域或是靠近海面的魚（如鱈魚），有害物質殘留的情況比較好一些。

食物鏈後端的肉食魚（如鮪魚），比吃浮游生物或是小動物的魚（如大西洋鯡魚），有害物質殘留較多。

就和預料的一樣，在污染情況不很嚴重的海域所捕獲的魚較少受到污染。我們應該優先選擇的魚是在永續經營漁撈作業水域捕獲的魚，或是在不很擁擠的養殖漁場長大的魚。閱讀相關出版品是很有幫助的，例如綠色和平組織（Greenpeace）的購魚指南，或是世界自然基金會（World Wide Fund For Nature, WWF）針對魚和海鮮出版的購物指南，或是商品檢測基金會和德國《生態測試雜誌》的測試報告。住在海岸附近的居民可以買新鮮的海魚。若不喜歡吃太肥的海魚，可以買比較瘦一點的魚（如比目魚或是鱈魚），烹調時無論如何要跟脂肪搭配在一起，例如用奶油煎魚，或是和椰油及椰絲一起烹調成亞洲風味的魚湯。

加分：高營養價值的蛋白質，必需 Omega-3 脂肪酸、維生素 A、維生素 B 群、維生素 D、礦物質，微量元素如氟、碘、銅
EFK（視魚的種類而定，例如鮭魚）：19.9；13.6；0
EFK（明太魚〔黃線狹鱈〕）：18.3；0.9；0

海鮮

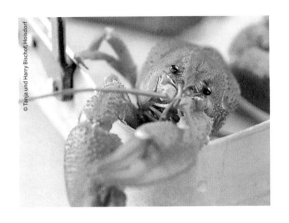

海鮮如蝦子、墨魚等含有豐富的蛋白質,但通常脂肪不多,所以就算沒有聽過「生酮」料理的廚師,也會用很多油和脂肪來調理它們。現在大部分的蝦子都來自水產養殖場,養殖場大都會使用許多藥物和其他促進生長的物質。不過,也有永續經營的水產養殖場,這類養殖場的產品可以在上述購物指南的連結裡找到。我們應該優先選擇現捕或是冷凍的魚,否則食物裡會有許多防腐劑。此外,牡蠣含有相當多碳水化合物,因此較不適合生酮飲食。

加分:高營養價值的蛋白質、維生素 B 群、維生素 E、礦物質,微量元素如銅、氟
EFK(蝦子):18.6;1.4;0

淡水魚

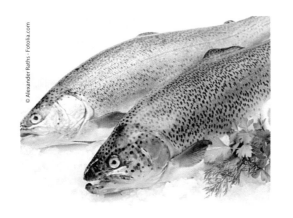

鯉魚、鰻魚、魴魚、梭子魚、鯰魚和擬鯉有些現在大家都不那麼愛吃，鱒魚和梭鱸又相當貴，但它們都是很好的蛋白質供應來源。只是除鯰魚和鰻魚之外大部分所含的脂肪量很少，所以它們從料理和生酮飲食的概念來說，很適合搭配奶油及脂肪。過去幾年裡，德國本地水域有害物質的污染問題已經明顯降低，所以也無須擔心河魚的食安問題。白魚的魚排（魴魚、擬鯉、紅眼魚等）因為不是肉食魚，所以比較不受有害物質的污染，可以直接向漁夫或是透過商店購買。許多討厭的小魚刺也可以用特殊工具粉碎，吃的時候根本感覺不出來。鱒魚、紅點鮭、梭鱸、鯉魚及其他許多淡水魚，現在大都養殖在特殊的養殖池裡。如果幸運住在湖邊，也可以配合產季從漁夫那裡購得。當然，我們也可以嘗試自己釣魚，這項休閒活動有冥想的效果，有益病人身心健康。

加分：高營養價值的蛋白質、維生素 A、維生素 B 群、維生素 D、維生素 E、礦物質、微量元素

EFK（視魚的種類而不同，例如鱒魚魚排）：19.5；2.7；0 ／（鯉魚）：18；4.8；0 ／（鰻魚）：15；24.5；0

黃豆／豆腐

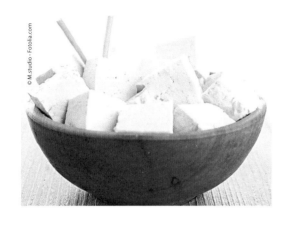

在碳水化合物的替代食品和〈吃哪些蛋白質？〉的單元已提過黃豆粉。黃豆和大部分的黃豆製品如豆腐全都是蛋白質，用它們做出美味的料理不是件困難的事。對於那些完全放棄動物性產品的人而言，黃豆幾乎是不可或缺的食物，此外，肉食者也不需要避開它。一百克新鮮豆腐含有將近九克的蛋白質，含量已屬很高。但是，豆漿和烤過的黃豆可以更簡單滿足我們對蛋白質的需求，因為這些產品每一百克各提供十五和三十七克的蛋白質。黃豆裡還有其他的額外成分，被認定可以抑制癌症。但是，對黃豆的加工食品如素肉餅、素香腸和其他類似的食品還是要謹慎，因為這類產品混合有穀物，所以碳水化合物的含量通常滿高的，要注意包裝上的營養成分標示。純豆腐是最適合的。如果可能，盡量買有機的黃豆產品，因為傳統方法種植的黃豆會使用除草劑。發酵過的黃豆產品對身體特別有益，如納豆、味噌和醬油。

加分：高營養價值的蛋白質、維生素 A、維生素 B 群、維生素 E、葉酸、膽鹼、礦
　　　物質，微量元素如鐵、銅、錳
EFK（豆腐）：8.8；4.8；1.9

乳酪家族

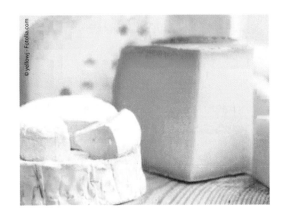

在脂肪來源的單元也曾提過乳酪。乳酪和其他乳製品一樣含有大量優質的蛋白質，不想吃肉的人在這裡有另一種選擇，一種絕佳的蛋白質來源。乳酪的蛋白質營養價值高，不僅含有所有的必需胺基酸，而且能被身體善加利用。生物價值幾乎跟雞蛋一樣好。對生酮飲食而言，乳酪是頂尖的食物之一，因為它不僅提供蛋白質，全脂的乳酪也提供優良的脂肪。關於蛋白質的含量，每種乳酪間的差異很大。鮮乳酪、優格和夸克乳酪因為含水量很高，所以每一百克的蛋白質含量相對較少。硬乳酪就含豐富蛋白質。以放牧在草地，吃草和乾草動物的奶製作的乳酪和其他奶製品，因為 Omega-6 和 Omega-3 的脂肪酸比例好，格外值得推薦。如果乳酪來自山區，牛奶裡還會格外含有抑制發炎的脂肪酸。乳酪也是提供礦物質的絕佳來源，例如熟成較慢的硬乳酪（如帕瑪森）就含有許多鈣，喜歡吃乳酪的人應該把乳酪列在每日菜單上。牛奶含有相當多的乳糖，奶粉裡幾乎一半是乳糖，酸奶油和甜鮮奶油裡也有一點糖。

加分：高營養價值的蛋白質、高營養價值的脂肪、維生素、礦物質、微量元素

EFK（鮮奶油優格）：3.1；10；3.7 ／（鮮奶油夸克乳酪）：9；10.3；3.2 ／（菲達羊乳酪〔Feta〕）：17；19；0 ／（洛克福乾酪〔Roquefort〕）：21；31；0 ／（高山乳酪）：27.2；34.8；0

肉

　　肉不僅是優秀的脂肪來源，當然也是蛋白質來源。吃肉可以滿足癌症病患對蛋白質的需求量，一塊煮熟的瘦肉，其中 20% 到 30% 的重量是蛋白質。肉還提供維生素和微量元素，最著名的是鐵，還有鋅或硒、維生素 A、維生素 K 和維生素 B2。動物的飼養方式和飼料決定肉的成分，放牧在草地上吃青草或是乾草的牛，肉裡所含的 Omega-3 脂肪酸比快速肥育的牛肉要來得多。動物運送的過程和巨型屠宰場會讓動物感到壓力，同時也會影響到肉類產品的品質和營養價值。

　　不僅是基於倫理因素，也為了自身的健康考量，還是應該推薦食用符合自然養殖方式的動物。現在也有愈來愈多的農夫將動物送到附近的小屠宰場，或是就近在牧場屠宰，然後迅速肢解，以避免帶給動物壓力。綿羊（羔羊）和山羊都是在牧草地放牧的動物，而且是常常吃到很多藥草的「景觀管理羊」。本地獵殺的野生動物如狍、鹿或是野豬，或柵欄圈養的鹿都可以提供高營養價值的肉。在網路上可以透過地區性的「食物、農業和森林管理局」（Ämter für Ernährung, Landwirtschaft und Forsten）、狩獵協會和「慢食」協會，找到自己產銷肉品的農夫和獵人，或是提供這類符合自然養殖及無壓力屠宰動物的肉商。

加分：高營養價值的蛋白質、高營養價值的脂肪、維生素、礦物質、微量元素
EFK（煮熟的肉）（五花牛肉）：27.6；7.7；0／（火雞胸肉）：32.6；1；0／（五花豬肉）：18.8；16.2；0／（雞腿）：28.2；11.3；0

堅果、核仁和種子

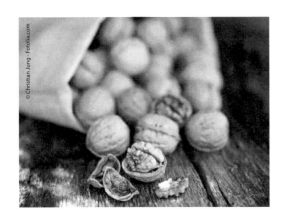

堅果、核仁和種子同時含有許多脂肪和蛋白質。但是就營養價值而言，它們的蛋白質含量不及雞蛋高，最好能和其他蛋白質來源互相搭配。堅果不僅可以提供我們蛋白質和脂肪，同時還可以供應微量元素和許多礦物質如鉀、鈣、鎂或鐵。進行生酮飲食期間，身體會排出較多礦物質，吃堅果正好可以彌補這項損失。堅果可以多方面應用在飲食中，餐與餐間可以吃堅果，或是做為旅途中的口糧，每家超級市場或是藥妝店都可以買得到它。我們也可以把它剁碎，稍微烘焙後撒在如沙拉之類的餐點上，或是把它磨成粉替代麵粉來做生酮蛋糕。不同種類的堅果、核仁和種子碳水化合物含量不同（請參考第 227 頁〈堅果和種子〉的表格）。含豐富碳水化合物的堅果當然要少吃，甚至完全避免。有些核仁如南瓜籽或是葵花籽的 Omega-6 脂肪酸含量比 Omega-3 脂肪酸多出許多，也應該少吃，要吃其他 Omega-6 脂肪酸含量較少的堅果和種子，例如核桃或夏威夷豆。

加分：高營養價值的蛋白質、維生素、礦物質、微量元素
EFK（杏仁）：18.7；54.1；3.7 ／（大麻籽）：24；31.8；2.8 ／（亞麻籽）：
　　24.4；31；0

麵筋

　　麵筋也被稱為「小麥肉」。它是由小麥中的穀膠蛋白和麩質構成的。很多人都能接受它，對完全放棄動物性產品的純素食主義者而言，它更是黃豆以外一個重要的蛋白質來源。但是大部分人也常常有不同程度的麩質不耐和麩質過敏。如果在第一次吃麵筋大餐後發生腹瀉的狀況，就應該進行麩質不耐症的測試。不過，傳統的檢測方式有時候仍無法鑑定出病症，所以當人們感覺自己無法接受麵筋或是含麩質的生酮糕點如蛋白質麵包時，最好就要避免。特別是正在接受或是剛完成化療的癌症病患，對麩質要較為謹慎，因為受損的腸黏膜會讓消化不了的麩質直接接觸到我們的免疫系統，進而引起過敏反應。

加分：對素食者和純素食者而言是優良的蛋白質來源
EFK：視產品而定，碳水化合物的含量根據產品種類不同差別很大，一定要注意購買碳水化合物含量特別少的產品

　　其他含有大量蛋白質的植物性食物，常常也含大量的碳水化合物。大紅豆就屬這類食物，還有其他不是綠色的豆類、豆莢植物（除了黃豆外）、腰果和藜麥。這些食物在生酮飲食裡只能少量食用，要特別留意碳水化合物的含量。在一些高蛋白和高脂肪的食物裡，則要留心其他的要素，如前面所說，南瓜籽和葵花籽含有很高的 Omega-6 脂肪酸，如果吃太多這類食物又沒有同時攝取足夠的 Omega-3 脂肪酸，容易引起炎症，所以最好不要吃太多。

也屬於生酮飲食的食物

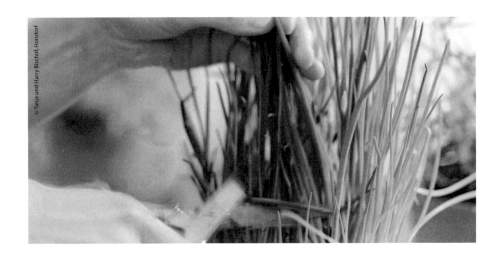

　　批評者常喜歡把生酮飲食描寫成一種以肉、豬油、香腸和乳酪組成的大餐,沒有什麼主張比這個更離譜的了。蔬菜、沙拉、堅果和水果都屬生酮飲食的一部分,生酮飲食甚至也可以完全沒有肉類食品。但是,要滿足身體對各種重要營養素的需求,又完全放棄動物性產品,這樣的飲食挑戰性很高。無論有沒有肉或其他的動物性產品,一般而言,植物性食物都在生酮飲食中扮演了很重要的角色,此一訊息應該也不會讓人驚訝,因為在之前的內容中我們已經詳盡地介紹過了。接下來,我們將每餐都可以食用的食物按類別整理在一起,它們能提供微量營養素和膳食纖維,還額外可以顏色和口味把餐點調配得多彩多姿,是讓飲食成為一種享受的大功臣。對含有較多碳水化合物而不能多吃的食物,我們會另作說明。詳細的營養成分資料可參考本書的食物列表(從第 225 頁起的表格),以及網路和相關書籍中關於營養價值和卡路里的表格。

葉菜類蔬菜

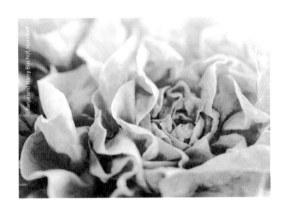

綠色葉菜類蔬菜屬生酮飲食，因為它幾乎不含可利用的碳水化合物，但富含膳食纖維，可以大量食用。綠色葉菜類蔬菜幾乎沒有卡路里，且有膳食纖維、維生素、礦物質和微量元素。沙拉類的蔬菜一般生吃，可以搭配傳統由醋和油（如橄欖油）調配的醬汁，或是搭配優格或鮮奶油。我們也可以用它製作目前很受歡迎的「綠果昔」。綠色的葉菜類蔬菜最好是用蒸的，以免流失礦物質。

優先選擇：莒蓿、菊苣根、水芹、牛皮菜、綠豆芽、小白菜、菠菜、甜菜葉；沙拉類蔬菜如生菜、菊苣、新纈草、萵苣、義大利菊苣根、羅曼沙拉
注意：馬齒莧和野菜如蒲公英含有較多的碳水化合物

低澱粉蔬菜

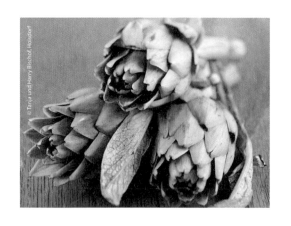

跟綠色葉菜類蔬菜一樣，低澱粉的蔬菜種類也非常適合生酮飲食，但要注意碳水化合物的含量。第 226 頁的表格上標註了各種蔬菜的碳水化合物含量及每份的食用量。這類蔬菜也提供許多膳食纖維、維生素、礦物質、微量元素和植化素。視蔬菜種類及成分而定，它們所含的營養素可以促進健康。例如煮過的番茄所含的茄紅素，多少已被證實能降低罹患前列腺癌的風險。煮蔬菜的水大都可以再用來煮蔬菜湯。在鍋裡燜煮的蔬菜比較能保有礦物質。

優先選擇：朝鮮薊、茄子、花椰菜、青花菜、大白菜、茴香、綠色豆類、羽衣甘藍、小黃瓜、球莖甘藍、大蔥、青椒（綠色）、歐洲防風、櫻桃蘿蔔、蘿蔔、大黃、球芽甘藍、紅甘藍、德國酸菜、洋牛蒡、蘆筍、芹菜、番茄、菊芋、高麗菜、皺葉捲心菜、櫛瓜
注意：洋蔥含有許多碳水化合物，最好當佐料而不是當蔬菜食用

菇類

　　許多菇類的碳水化合物含量很低，很可惜不是全部的菇類都如此，它們可以豐富生酮飲食的菜單，並提供人體膳食纖維和蛋白質。不同種類的菇有不同的維生素和礦物質（如鉀），還有微量元素（如硒或鋅）。野外採集的菇應該少吃，因為它們有可能受重金屬甚或還受到車諾比反應爐事故的輻射線污染，當然這也視菇類的產地而定，養殖的菇類就沒有這層顧慮。冬菇富含碳水化合物，所以應該只能當佐料少量食用。

優先選擇：洋菇、雞油菌、牛肝菌、森林蘑菇
注意：平菇和冬菇含有相當多碳水化合物

莓果和低碳水化合物的水果

　　許多人不願放棄水果，但進行生酮飲食時最好不要吃香蕉（一根中型的香蕉幾乎已經含有一天所「允許」的碳水化合物總量），可是低碳水化合物的水果和莓果可以少量食用，用在甜點裡，或是做成奶昔和豆漿昔，或是烤生酮水果蛋糕。一般來說，如果水果吃得不多（包括低碳水化合物的莓果）對我們每天蛋白質、脂肪或是礦物質的供給並沒有顯著的貢獻。但一個例外是前文已提過的酪梨，通常酪梨會被處理成重口味的料理，比如澆上橄欖油、撒上鹽當成蔬菜食用，但是酪梨也可以做成甜點或是乳脂點心，它最適合生酮飲食。

優先選擇：西印度櫻桃、酪梨、黑莓、草莓、芭樂、野生藍莓、覆盆子、黑醋栗、
　　　　　木瓜、醋栗
注意：野櫻莓，栽種藍莓和檸檬含有碳水化合物，要少食用

香料

香料可為食物帶來色彩及不同的口味，同時也含有許多活性物質，其中有些物質可能對癌症會有正面影響。許多癌細胞實驗和部分動物實驗證實，特定香料的活性物質對癌細胞和腫瘤有效，不過在絕大多數的例子裡，還不清楚香料的成分經由食用是否有足夠有效的分量進入血液。

以下表格顯示出，在實驗室的實驗中有抑制癌細胞作用的活性物質，和含有這些物質的香料。所有香料所含的碳水化合物都極少，可以在生酮飲食中大量使用，只有塊根如薑、尤其是大蒜，含有豐富的碳水化合物，所以必須計算在總量裡。

香料	成分	作用	存在於／附帶說明
羅勒	熊果酸	• 抗氧化 • 逼癌細胞自殺 • 抑制癌細胞成長	墨角蘭、百里香、迷迭香
辣椒	辣椒素	• 逼癌細胞自殺 • 抑制癌細胞成長	
龍蒿	木犀草素	• 逼癌細胞自殺 • 改善化療和放射線治療的效果	
薑	薑辣素	• 抑制發炎	• 含有許多碳水化合物：11g/100g
大蒜	大蒜素 二烯丙基硫化物（DAS） 二烯丙基二硫化物（DADS）	• 阻止身體致癌物質（亞硝胺）形成 • 消除體內致癌物質 • 逼癌細胞自殺	• 含有許多碳水化合物：28.4g/100g • 芥籽油有殺菌作用

香料	成分	作用	存在於／附帶說明
香菜	d–檸檬烯	• 逼癌細胞自殺 • 抑制癌細胞成長	檸檬、蒔蘿、迷迭香、茴香、香芹籽
薑黃	薑黃素	• 抗氧化 • 抑制發炎 • 逼癌細胞自殺 • 防止腫瘤內血管形成 • 讓癌細胞成長速度減緩	• 和胡椒及油一起吃 • 讓身體的吸收能力更好 • 不要高溫加熱，最好撒在做好的料理上
蓽拔	蓽拔素	• 增加癌細胞內氧化的壓力 • 逼癌細胞自殺 • 抑制癌細胞成長 • 抑制癌細胞轉移	
薄荷	紫蘇酸	• 逼癌細胞自殺 • 改善化療和放射線治療的效果	香芹籽、鼠尾草、香茅
牛至葉	香荊芥酚	• 抗氧化 • 保護遺傳物質不受傷害 • 抑制癌細胞成長	香薄荷、百里香、蒔蘿、獨活草、墨角蘭
歐芹	芹菜素	• 抑制癌細胞轉移 • 防止腫瘤內血管形成 • 逼癌細胞自殺	小麥胚芽、龍蒿、香菜、牛至草
胡椒	胡椒鹼	• 抑制癌細胞成長 • 逼癌細胞自殺 • 改善化療的效果	
迷迭香	鼠尾草酚	• 抗氧化 • 活化細胞的修復機制 • 抑制癌細胞成長	牛至草
百里香	麝香草酚	• 抗氧化 • 保護遺傳物質不受傷害	羅勒、蒔蘿、茴香、香菜、小茴香、墨角蘭、牛至草、迷迭香

生酮金字塔
每天碳水化合物含量僅 20 克到 50 克的生酮飲食

碳水化合物含量中等的食物（大約每 100 克含有 10 克）
只能少量食用，計算每份的含量

碳水化合物含量適中的食物（大約每 100 克含有 3-7 克）
分量要限制，計算每份的含量

富含蛋白質和脂肪，幾乎不含碳水化合物
適合每一餐，如果分量大時，要計算蛋白質的含量

碳水化合物含量極低（每 100 克少於 3 克），而且／或是富含脂肪
適合每一餐

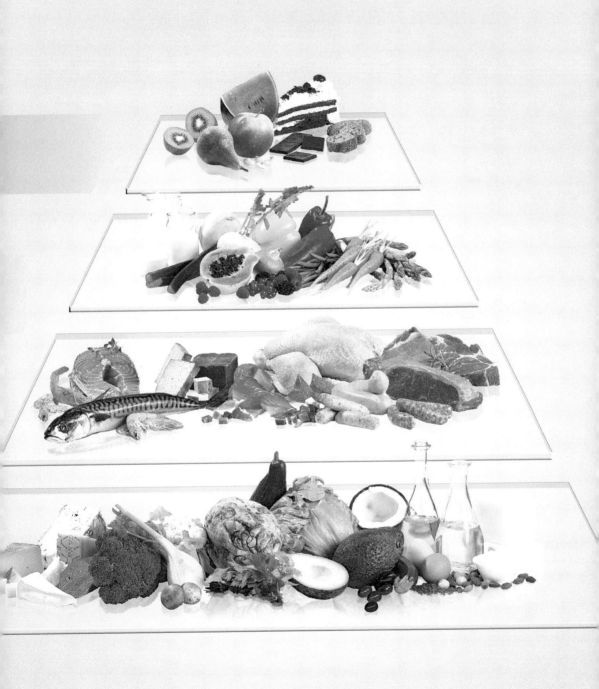

選擇生酮食材的三大原則

選擇生酮飲食的食材時，最重要的當然是食物的碳水化合物含量要盡可能低，還要有大量優良的脂肪和能讓身體好好利用的足量蛋白質。另外還有三項可供讀者依循的原則。

「自然」的原則

如果荷包允許，食材取得也不是問題，生酮飲食裡最好使用天然、不經人工加工，以接近自然方式製造的食物。這樣的食物有許多優點，一方面，非大規模農業產製的植物性產品較少被農藥污染；另一方面，這些植物中對健康有益的植化素濃度也較高。

無論是健康的人還是病人，都不願意購買有藥物殘留及其他類似問題的動物性產品。用自然方式養殖的動物，製成的產品無論是牛奶、蛋還是肉，脂肪和蛋白質的組合都極好。當然，如果經濟能力不能負擔，雖然也許不盡理想，但還是可以購買價格通常比較低廉，用傳統工業化方式製造的食物。

「新鮮和乾淨」的原則

生酮飲食的食物不需如臨床實驗般純淨，紅蘿蔔上盡可以有一、兩粒沙，只要病人的免疫系統沒有因為化療或是抗排斥藥物（比如在幹細胞移植手術後）變得很衰弱。但是，注意食物的新鮮度是很重要的，特

別是以天然方式製造的食物和有機食品如果沒有經過正確的處理，很容易腐敗，因為它們不使用化學的防腐劑和殺菌藥。

新鮮度和保持新鮮的方式，對許多在生酮飲食中使用的油脂也特別重要。如之前所說，尤其是含有許多多元不飽和脂肪酸的油類，如果將它們暴露在空氣、光線和高溫中，很容易就會壞掉。這些油，如大麻籽油和亞麻仁油，平時應該放在冰箱裡保存，食用前才將它們添加在食物裡，否則淋在沙拉上的油也會暴露在光線和空氣中。只要曾嘗過放了兩小時的亞麻仁油沙拉，就會知道口味上的差別了。油類應該保存在很快就會用完的小瓶子裡。我們也可以買大量的油，然後迅速分裝冷凍。

「經得起考驗」的原則

建議給癌症病患的生酮食物，大部分都是人們長久以來食用的食物。我們不僅要盡可能放棄味精，還要盡可能放棄所有其他讓食物保久或是好看的添加物。

但也不要成為極端分子。對不想放棄甜食的人而言，人工甜味劑是非常有幫助的。石器時代我們也還沒有冰箱，但是生酮飲食不會禁用冰箱、電磁爐和微波爐。無法經常購買新鮮食材或烹飪的人，可以買冷凍食品和餐點。瓶裝或是罐裝的食品如德國酸菜、番茄、醃黃瓜或是蘆筍（如果罐頭裡沒有添加很多糖），臨時有需要時這些都是很好的選擇，糖含量可參看包裝上的說明。

幾千年來生酮飲食的組合無論如何是經得起考驗的，因為穀物、馬鈴薯、棉花糖和可樂進入我們生活的時間相當短，我們的祖先是以低澱

粉和低糖的植物性食材，以及魚、肉和蛋為食，說不定他們常處於「酮症」的狀態中。

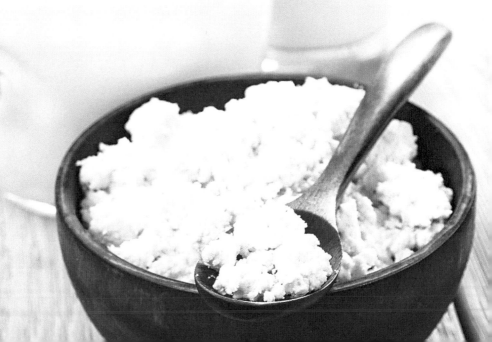

Part 4

實務

實踐篇

落實、特殊點、問題

如果能煮，也願意煮

　　有興趣嘗試新食譜和烹飪，也想替自己設計食譜的人，有許多適合生酮飲食的食材可供運用。傳統食譜也能輕易地變化成生酮飲食。擔心進行生酮飲食後只能吃肉、燻肥肉、蛋和乳酪的想法是無稽之談，因為每餐飯都能吃低澱粉的蔬菜，或是葉菜類蔬菜和核果，所以我們可以把菜色調配得很有變化。坊間陸陸續續有一系列低碳水化合物餐點的食譜出版，網路上也有交換食譜的平台，只要打上關鍵字如「低碳水化合物」（Low Carb）、「生酮」（Ketogen）、「阿金健康飲食法」（Atkins），或是「低碳水化合物 – 高脂肪」（Low Carb - High Feat, LCHF）及「食譜」、「烹飪」、「烘焙」等字的組合，就能找到許多提供食譜和烹飪點子的論壇和網頁。

如果不喜歡烹飪，或是沒有時間和力氣烹飪

　　如果只想吃，卻不願意事前費功夫處理食材或是花時間烹飪的人，也可以使用超級市場內的產品進行生酮飲食。商店裡有一系列瓶裝或是罐裝的低澱粉食物，此外還有很多冷凍食品。例如喜歡酸菜的人可以用罐頭德國酸菜加上現買的香腸如碎肉腸，或是秋天常有的血腸、肝腸，

或是加上已煮熟的肉如燻肉排，或是燻五花肉一起加熱食用。巴伐利亞煎肉排加上芥末，再以一片塗上奶油的低碳水化合物蛋白質麵包取代一般的小麵包，就能毫不費力地完成一餐飯。打散蛋液和少許鮮奶油，用煎鍋煎，也能很快就做成一份煎蛋。不同的香料和配菜能讓菜色更為豐富。俾斯麥鯡魚或是醋漬魚捲加上蛋白質麵包也可以是快速的一餐。肉店裡常常也陳列有已經處理好的餐點，只需加熱或稍微煎一下（如烤肉串加上洗好切好的沙拉），或是煮一下（若是購買高麗菜卷要記得詢問裡面的絞肉餡是否有加麵包或是麵包粉）。肉店裡也常販售加了蛋、肉或是乳酪的沙拉（為了小心起見也要詢問沙拉裡是否添加了糖）。超級市場的海鮮櫃檯或是在漁民處也常會提供做好的沙拉（鯡魚沙拉通常會加糖，所以也要打聽清楚）。燻魚加上辣根、蛋白質麵包和沙拉，或是酪梨加上橄欖油和檸檬汁，也是一種替代選項。

　　超級市場裡的冷藏櫃有已經清洗乾淨和切好的各種蔬菜（單一或是混合蔬菜）。還有處理好（不含麵條或是米飯副食）的低碳水化合物蔬菜鍋或是肉類及魚類餐點，只需要加熱即可。同樣還有魚排和海鮮（如蝦子等），只要稍微煎一下加上菜籽油做的美乃滋，和一份沙拉或是一份蔬菜，就是豐盛的一餐。搭配外食或是食用冷凍食品時要注意檢查營養成分的標示說明，因為醬料裡常會添加糖或是澱粉勾芡。如果一份套餐裡另外有副食如麵條、馬鈴薯或是米飯等，可以放在一旁不吃。一些瓶裝或是罐裝的蔬菜裡也添加了糖，例如有些醃黃瓜是浸在加了糖或甜味劑的湯汁裡。酸黃瓜（例如浸在乳酸裡的黃瓜）也不要添加糖或是甜味劑。用關鍵字「生酮飲食餐點」可以從網路尋找低碳水化合物的現成

食品，我們可以找經銷不同製造商產品的網路商店。但這些餐點一般是為了減肥而設計的，所以脂肪的含量比較低。在這種情形下，一定要自己添加脂肪如椰子油、橄欖油、奶油或酪梨。還有專門為癌症病患設計的生酮飲食，無麩質、無乳糖的現成食品，可以從網上訂購一個星期量的餐點。

網路上也可以買到低碳水化合物的點心棒和蛋糕烘焙材料。麵包店或是超級市場裡已經烤好的蛋糕一般都是用麵粉和糖烤的，因此完全不適合生酮飲食。喜歡吃糕點的人應該用「低碳水化合物」的蛋糕預拌粉，或是按食譜做生酮蛋糕。網路上也可以訂購到低碳水化合物的現成蛋糕，或是可以讓親愛的朋友家人為自己烤糕點。

如果想吃素，或是吃純素

我們已經介紹過各式各樣合適的植物性食物及蛋和奶製品，不想吃肉或是只吃少許肉的人，也可以進行完全健康的生酮飲食。只要素食的菜單裡，除了有黃豆和菇類以外，還有蛋或是乳酪及奶製品，我們就可以毫無困難地滿足每天蛋白質的需求量，即使生酮飲食裡必須放棄幾乎所有的豆莢類植物（黃豆除外），因為它們的碳水化合物含量太高。

純素食應該也是可行的，但是它的要求非常高，因為我們要非常留意攝取足夠的必需脂肪酸和胺基酸。在本書的架構中我們無法提供具體詳細的純素食指導。此外，作者本身沒有純素生酮飲食的經驗，也缺乏相關的科學研究。

一般而言，純素食者非常了解他們能吃的食物，如果想進行生酮飲

食，必須以低碳水化合物的純植物性食物取代所有動物性食物，以及所有碳水化合物含量高的產品。所以對純素食者而言，生酮飲食肯定是一個後勤補給的挑戰，因為只有非常少數的低碳水化合物食物來源可以補給蛋白質。因此，重點將放在黃豆產品如豆腐，或是小麥蛋白質產品如麵筋上。烘烤過的黃豆能提供許多營養價值高的蛋白質，可當作餐與餐之間的點心，或是正餐的一部分。堅果也是優良的蛋白質來源，並順帶可提供身體優質脂肪。使用植物性的蛋白質粉如大麻籽蛋白，或是黃豆蛋白也是可行的，兩者都含有高營養價值的蛋白質。

除了堅果和酪梨外，許多不同的植物性油脂也是脂肪的來源，領先群倫的是椰子油，再來是橄欖油，都可以當成基本的脂肪食用。

下文是為素食者製作的蛋白質來源列表，部分也適合全素食者使用。

給素食者和純素食者的低碳水化合物、高蛋白質食物

食物	蛋白質（克／100克）	脂肪（克／100克）	碳水化合物（克／100克）
黃豆產品			
烤過的黃豆	37.1	23.3	0.4
黃豆蛋白	69	0.5	0.2
黃豆粉	45.2	1.2	0.6
豆漿	15.7	9.9	0.2
天貝	19	7.7	1.8
新鮮豆腐	8.1	4.8	0.5

堅果、核仁、種子			
大麻籽	24	32	2.8
亞麻籽	24.4	30.9	0
杏仁	18.7	54.1	3.7
罌粟籽	20.2	42.2	4.2
巴西堅果	13.6	66.8	3.5
蛋			
新鮮雞蛋	12.9	11.2	0.7
新鮮鵝蛋	13.9	13.3	1.3
奶製品			
菲達羊乳酪	17	18.8	0
古岡左拉起司	19.4	31.2	0
格呂耶爾起司	29	32.3	0
茅屋起司	12.6	4.3	2.6
莫扎瑞拉起司	19	19.8	0
帕馬森起司	32.3	34.8	0
酸奶起司	30	0.7	0

　　雖然可以有許多選擇，但對純素食者而言，單只透過飲食降低碳水化合物的攝取量來達到酮症是很困難的。不過，就算吃全素也還是可以大幅降低碳水化合物的攝取量和提高脂肪量。純素食者想進入酮症卻無法達到時，絕不能冒著營養不良的危險繼續放棄其他的食物，運動也可以幫助達到酮症。

如果懷疑自己不能堅持生酮飲食時

　　有些人一定很難想像在一夜之間就從根本長遠地改變自己的飲食習慣，或者至少放棄一些自出生以來就習以為常的食物。針對此一問題我們已經討論了一部分，例如我們介紹了許多低碳水化合物的食物來代替麵條、馬鈴薯和穀物麵包。大家也應該了解，如果進行生酮飲食之前的飲食大致均衡，除了放棄讓人有飽足感的副食，或是某些料理的方式外，其實所做的改變並不多。如果還是無法想像長期進行生酮飲食，也不用放棄生酮飲食可能帶來的優點。例如有一種可能，就是先進行一段有時間期限的「生酮療法」，例如四個星期、六個星期或是三個月。但即使只是進行有時限的生酮飲食，也很建議你告知醫生相關的情形。這種療法的優點，是我們可以預期計畫有達到目標的一天。如果能堅持到最後一天，就可以再繼續，或是再延長兩個星期，或是其他類似的做法。也可以休息兩星期後，再重新進行新階段的生酮週期。但我們要知道，當這樣的「療法」結束，再度開始吃富含碳水化合物食物的那刻起，生酮飲食的優點就不復存在。

　　到目前為止，並沒有針對間歇性進行的生酮療法做過研究，我們並不清楚生酮飲食和正常飲食相互交替的影響。即使在間斷期間一直攝取對癌症病情不利的食物，我們也沒有擔心會有不好影響的理由，關於這點還是沒有長時間的科學研究。但因為我們有明顯的證據顯示，生酮飲食在進行化療和放射線治療期間，對病人的狀況和治療的效果有正面影響，所以可以考慮在進行治療期間嘗試這樣的療法。

如果完全無法想像嚴格的低碳水化合物飲食，或是嘗試期間儘管遵守了所有指示結果仍然不理想，我們則可以試試另一種溫和的低碳水化合物飲食，比如低升糖指數飲食（Low Glycemic Index-Food, LOGI-Food），這種飲食允許食用的碳水化合物要比生酮飲食多，但還是能避免出現特別有害的血糖和胰島素高峰，不過無法享受到以酮體做為主要能量來源和細胞活性物質的特殊優點。當然，這種飲食也適用在兩次真正生酮療法中間的間斷期。

　　如果我們發現真的不能接受生酮飲食，或是它讓我們失去了生活的品質——無論是短期或長期的療程——我們都不應該勉強，在這種情況下應該要停止。可以選擇嘗試另一種溫和的低碳水化合物和高脂肪飲食，也可以跟醫生一起探究原因，尋找方法消除不能接受的原因，再重新嘗試。

如果有吞嚥困難、噁心或是疼痛

　　有些病人有吞嚥困難、噁心，或是只能吃少量食物，因為他們也許會疼痛，且普遍食欲不佳。噁心的症狀通常可用藥物控制，連疼痛現在大部分也可以用藥有效治療，然而服用如鴉片等強效的止痛劑，會有食欲不振的副作用。

　　在上述情況下，或是身體很虛弱，對病人而言積極地研究生酮飲食，嘗試烹飪新的餐點可能是一種負擔。如果親人或是好朋友能接下這份工作並照顧病人，將會有很大的幫助。我們也可以一次料理好大量的食物，然後分裝冷凍起來，以後只要加熱即可。最好在做化療前事先計

畫，讓虛弱時能不費功夫就有足夠的餐點可供食用。如果有吞嚥困難，最好將食物打成泥，不要太燙，溫溫地食用。

如果只能少量進食，基本的卡路里量可以從脂肪和蛋白質中攝取，下列的產品特別適合這種情況：

有一系列粉狀的食品，即所謂的「飲用食品」，含有特別多脂肪和少量碳水化合物，原本是為了治療患有癲癇症的兒童，和患有消耗性疾病如慢性肺阻塞（COPD）的病人所設計研發的。這些食品基本上也適合癌症病患，應該和腫瘤醫生或是藥師商量使用，特別也是為了討論將食品開在處方單上的可能性。

本書食譜部分所介紹的生酮能量奶昔，由蛋白粉、杏仁醬，水、鮮奶油和中鏈脂肪油脂（MCT 油）混合而成，僅需少量就能提供許多的生酮卡路里。把所有基本材料用調理機打成奶昔，分成兩份在一天不同時段內喝完，經驗告訴我們，有很不錯的效果。蛋白粉是很合適的蛋白質來源，可以在藥妝店、藥店或是網路上購得，它含有奶蛋白，或是其他動物性蛋白。也有其他純植物性的蛋白粉，來源是黃豆或是大麻籽蛋白。高營養價值的蛋白粉本身沒有特別的味道，而且容易攪拌，不會結塊。我們必須注意包裝上營養成分碳水化合物的標示，有些蛋白粉裡加了 25% 的糖，特別是那些有特殊香味的蛋白粉。

蛋白奶昔可以加入人工甜味劑或甜菊糖或其他調味料，最好先將蛋白粉用水調勻，然後再跟其他佐料一起用攪拌棒混合，視情況可以加上一點水果如幾顆覆盆子一起打成泥，或是加上香料如香草，香草可以直接從豆莢裡刮出來，或是用液態的香草精。鹹口味的可以依據個人愛

好，加上煮過的青菜如青花菜、花椰菜或是酪梨，和鹽及其他調味料一起打成泥。根據我們的經驗，蛋白奶昔冷藏後飲用風味絕佳。當然，我們也可以把它當成湯品或是熱飲，如熱巧克力般飲用。這種奶昔含有許多蛋白質和脂肪，可提供這些營養素的基本供應量。特別適合有吞嚥困難的病人。

如果不想放棄甜點

我們已經解釋過，進行生酮飲食的人不一定要放棄甜點。有許多食譜提供了生酮甜食、甜點和蛋糕的做法。這些食譜裡大多使用人工甜味劑，但是很多人因為一般坊間流傳的健康風險，拒絕使用人工甘味。其實，以食譜裡人工甜味劑的使用分量來說，到目前為止沒有任何科學實驗證明有這樣的風險。我們必須每天食用完全不合現實的高劑量，才可能達到動物實驗裡證實有健康風險的範圍。喜歡吃甜的人，還是可以繼續吃。不想吃人工合成甘味或是想盡量少用它的人，可以使用甜菊糖。但是這種植物的甜味劑根據產品種類的不同，或多或少有特別的八角味和苦味。不是每個人都喜歡這個味道，但也只有用量很大時才會引起注意。我們也可以使用少量（請參考 125 和 221 頁）的赤藻糖醇（Erythritol）來代替，它不會被身體利用，主要會隨尿液排出體外。赤藻糖醇是利用真菌這種微生物大量製造的。此種糖替代品適用於烘焙，可在網上購得。也有很多食物或香料本身就有淡淡的甜味，可以部分取代人工甜味劑。這類的食物包括特定的堅果如杏仁或是椰子。杏仁粉和椰子粉適合用於烘焙，或勾芡醬汁。椰奶嘗起來是甜的，香草也一樣。肉

桂同樣含有天然的甜味。而且當生酮飲食進行一段時間以後，「甜味門檻」會降低，就算不很甜的食物嘗起來也覺得夠甜了。

如果患有食物不耐症

如果不能消化吸收某些食物，或是有過敏反應，就不可避免地必須放棄它。如果對許多堅果有過敏反應，表示進行生酮飲食會有很大的限制。但這對可以吃動物性產品的人而言，還不是大問題。對麩質敏感的人當然不能以小麥蛋白混合物做為蛋白質來源，也必須放棄麵筋和蛋白質麵包。

許多最適用於生酮飲食的食物幾乎都不是過敏原，對奶蛋白極度敏感的人大約只占成人的 0.1% 到 0.5%。乳糖不耐症的情形就比較多，不過生酮飲食也要避免乳糖成分太高的奶製品。網路上可以購得是生酮食物同時又沒有乳糖和麩質的食品。如果不清楚是否能攝取從來沒吃過的生酮食物時，可以請教專業的過敏疾病醫生。

飲料

許多飲料含有非常多碳水化合物，就連沒稀釋過的果汁都要跟可樂、汽水和普通啤酒（請參下文的「酒精」）一樣避免。單純的茶和咖啡就它的碳水化合物含量而言，可以無限制飲用，但是它們所含的刺激物，對健康的睡眠不利，所以要找出自己能接受的分量。藥草茶有很多種類，它們大都不含或是幾乎不含碳水化合物。水果茶就不同了，不過大部分的含量很少。想讓飲料有甜味，可以使用人工甜味劑、甜菊糖或

是糖醇（請參考 156 頁）。不想放棄糖的人，必須把它計算到每天的總量裡。咖啡和茶裡也盡量不要加牛奶，加鮮奶油比較適合。純牛奶含有許多碳水化合物。最好的飲料還是水。大部分地區的自來水可以生飲，不放心的話可以加個濾芯。瓶裝水不僅貴，常常也受到污染，例如被塑膠產品污染。水也可以熱飲，特別是對為疾病或因治療而受傷的腸胃系統，是不錯的選擇。我們已經提過流質的食物和奶昔。有跡象顯示某些飲料有抗癌的效果，綠茶是著名的例子，綠茶含有的茶多酚特別適用於預防癌症。在實驗室的實驗裡，綠茶的成分可以阻止腫瘤內的血管形成。如日本的煎茶和玉露之類的茶葉含特別多此類活性物質，泡茶的時間大約八到十分鐘。

酒精

到目前為止，還沒有任何科學研究鑽研過酒精對生酮飲食的影響，雖然適量飲用可以降低心血管疾病帶來的死亡風險。在醫學臨床試驗中，生酮的「西班牙地中海式飲食」也被成功地運用在對抗代謝症候群和脂肪肝上，這種飲食規定每天要喝 200 至 400c.c. 的紅酒。但是基本上，癌症病人還是要盡可能限制飲酒。酒精被認定是有助癌細胞的，特別是透過它帶毒性的分解物。研究者可以證實或是強烈懷疑，大多數癌症種類與酒精都有關聯（但是酒精甚至也有可能保護人體不受某些種類癌症的侵襲，例如腎細胞癌和非何杰金氏淋巴瘤）。無論如何，定期適量的飲酒對新陳代謝是有益的，身體對胰島素會有比較好的反應，能使胰島素的值降低。

酒精會造成問題，一方面是飲酒過量，另一方面是和碳水化合物的組合。這樣一來，酒精在肝臟裡不會被立即燃燒，會被轉換成脂肪，脂肪肝可能就是後果。

對許多人而言，酒精飲料是生活品質很重要的一部分。不想放棄酒精的人應該喝不甜（trocken）的葡萄酒，和其他不含或是含極少量碳水化合物的酒。一般的啤酒比較不合適，不過有很多啤酒廠也提供低卡啤酒（Diätbier），這類啤酒跟不甜的葡萄酒一樣幾乎完全發酵，碳水化合物（啤酒有「液態麵包」的外號）幾乎完全轉變成酒精，酒精成分比較高，但是酒精會在製程中被抽取掉，讓酒精濃度降低至一般啤酒的5%，或是稍低於5%的程度。如此製成的啤酒，每100c.c.只含0.75克的可利用碳水化合物。我們試飲了幾款啤酒，口味是自然苦澀的，但不輸於一般的啤酒。

一時的失誤

如果吃了一次不利於酮症的食物，並不是犯了什麼有長期後遺症的錯誤，原則上就是盡量迅速地再把碳水化合物大規模地從食物中剔除。因為如此一來，一次小小失誤造成的影響就是有限的；另一方面，身體還儲存有生酮飲食需要的酶，再次進入酮症很容易。千萬不可以讓自己有罪惡感，或是對後果心懷恐懼。重要的是，找出為什麼會到碳水化合物世界流連的原因，這樣才可以避免下次再發生同樣的情形。

生酮飲食裡的「致癌」成分

　　也許有人曾聽說過，書裡提到的某些食物材料和內容物可能會致癌，例如紅肉，更別提「脂肪」。基本上我們可以說：

- 幾乎每種食物和每種成分在研究裡，都曾經被懷疑有致癌的可能性。例如醫生約翰‧瓊尼蒂斯（John Joannidis）和喬納森‧勳菲爾德（Jonathan Schoenfeld）曾調查五十種食譜中最常出現的食材在專業文獻中被研究致癌的危險性，結果是 80%，也就是五十種配料中有四十種曾經在研究裡被懷疑有致癌的危險性。
- 但是沒有一種食物是毫無疑問被證實是致癌的（除了烤焦的肉和檳榔之外，酒精的部分我們也已做了介紹）。
- 幾乎沒有一種例子可以近乎無疑問地被證實對人體機制有重要的影響。
- 許多食物都同時顯示有誘發癌症和抑制癌症的特性（例如青花菜）。

　　以紅肉為例，有一些研究指出，那些表示吃很多紅肉的人與其他較少吃紅肉的人相比，較常罹患癌症。但是，大多參與研究的人員也承認，也有可能是其他的因素所導致，比如他們的生活習慣可能比較不健康。還有其他的研究指出，工業化製造的動物性產品和肉類加工品，要為可能的罹癌風險（也是對心血管疾病的風險）負責。不過，這同樣尚未得到證實。但是，就如我們所提出的其他理由，如果經濟狀況允許，優先選擇符合動物習性生產製造，特別是新鮮、沒有經過加工的肉品是

絕對不會錯的。

以鈣為例，因為某些腫瘤裡會囤積很多石灰，所以可以在某些專家的文獻裡發現對此一礦物質的警告。而我們書裡推薦的食物中，也有很多食物含有這種礦物質。但體內石灰囤積根本不表示石灰裡的鈣是經由大量含鈣食物進入身體裡的，而是腫瘤動員身體裡現有的鈣——例如溶解出骨頭裡的鈣——而且這也不表示石灰或是鈣與腫瘤的形成有關。生酮飲食比高碳水化合物的食物容易讓身體排出更多的礦物質，單單因為這個原因，我們就應該透過食物攝取足夠的礦物質，包括鈣。

礦物質

因為生酮飲食利尿，所以可能會造成輕微的礦物質流失，但腎臟排出的礦物質數量增加，應該藉由飲食來平衡。許多生酮飲食裡的食物富含礦物質，特別是堅果、核仁和種子，還有酪梨或是某些蔬菜，當然也包含肉類。我們必須注意在料理的過程中不要損失太多的營養素。如前面所說，蔬菜只要用小火輕炒，不要用煮的，或是把煮蔬菜的水當成富含礦物質的高湯使用，而不是倒進洗碗槽裡。用肉煮成的高湯可以多方運用，肉可以和湯一起或是分開食用。喜歡吃煎肉的人，可以把肉汁做成醬汁搭配著吃。如果要克服因礦物質流失可能造成的病痛如肌肉痙攣、頭疼或是疲倦，可以在菜裡多加一些鹽，或是總在飲料裡撒上幾粒鹽。最適合的是海鹽，因為它比一般食鹽多了不同的礦物質。

營養補充品

　　豐富多樣的生酮飲食能供給所有必要的維生素和微量營養素。至於癌症病患是否需要，或是需要哪種營養補充品，醫界的意見分歧不一。例如維生素 C 經常被推薦，但是它也有可能使某些化療的效果打折扣。但另一方面，全素者也有可能從營養補充品中受益，因為他們不能食用全人類幾千年來習慣的食物。肌肉痙攣的人可以服用鎂補充劑。不過，在針對一般民眾的研究中顯示，維生素小藥丸一族的表現完全不及格，要不是沒有作用，就是對身體甚至有害。雖然有些醫生認為，癌症病患對「微量營養素」常常有特別的需求，但不少情形是，醫生可以從相關的產品中賺上一筆。使用營養品無論如何都要和醫生討論，不過很可惜，我們也不確定，是否能得到好的及正確的建議。因為其他地方已經提過，醫生不可能無所不知。另外我們也提到，針對這個主題幾乎還沒有正確無誤的結論。某些藥劑有可能會讓微量營養素被排出體外造成微量營養素短缺。但如果我們將微量營養素和食物一起吸收，就不會出現這樣的危險。探討這個主題超越本書的架構，我們建議讀者，就盡量把生酮飲食調配得變化多端些吧！

馬上進行生酮飲食

　　許多病人等不及先看完整本書（雖然眼前這本書並不厚），他們想立即展開行動。事實上，真的有可能馬上踏出生酮飲食的第一步，不過我們不建議用粗暴的方式。如果很乾脆地馬上把所有含碳水化合物的食

物剔除，一方面可能會出現不舒適的現象（這種現象其實可以透過漸進調整大致避免掉的）；另一方面，病人可能知道要正確地避免哪些食物，但卻還不是很充分了解接下來要額外補充哪些食物。

想「就在今天」馬上開始的人，應該按照下面的計畫進行：

- 下餐飯只吃一半碳水化合物的量，例如以前吃兩片麵包，現在只吃一片，甜點只吃半顆蘋果，而不是一整顆蘋果。油脂的分量要調高，至少要達到以前藉由碳水化合物所得到的卡路里量。一片麵包相當二十克奶油的卡路里量，所以在剩下的一片麵包上要再多塗二十克的奶油；半顆蘋果可用十克 90% 的巧克力代替，或是再塗七克的奶油在麵包上。注意，果汁、可樂、啤酒等飲料中含有豐富的碳水化合物。

- 下餐飯跟第一餐類似，但要特別注意攝取豐富的油脂，和足夠的蛋白質。另外再補充低碳水化合物──用奶油或是油烹調過的蔬菜，如青花菜、番茄或是高麗菜。水果省略。

- 購買生酮飲食裡最重要的基本材料，或是請他人幫忙購買，採購單上可以有：酪梨、杏仁、鯡魚、奶油、硬乳酪、牛皮菜、橄欖油、菜籽油、蛋、肉、豆腐、鮮奶油優格、檸檬、90% 的巧克力（85% 的巧克力也可以，不過可可愈少，糖就愈多）。

- 下一餐只再吃一半碳水化合物的量，額外補充等量的脂肪和足夠的蛋白質（三十秒內就可以把一個已熟透的酪梨加上橄欖油、新鮮胡椒和檸檬汁，做成立即入口的佳餚，而且也是你第一次嘗試生酮飲食的最佳食物）。

- 在烹調之後的餐飲時，逐漸減少碳水化合物的量，由低碳水化合物的食物代替，並提高脂肪量等。

視個人的時間而定，還有下列事項待辦：

- 研究這本書。
- 購買更多食材。
- 在藥房或在網路上購買酮體試紙（Keto-Stix）
- 跟家庭醫生約時間討論改變飲食（如果醫生未接觸生酮飲食此一主題和論點就嚴格反對生酮飲食，應該考慮換個醫生，或另外找一個比較開放的醫生）。

用試紙測量酮體

為了確定是否已真的進入「酮症」，也就是要確定自己的肝臟是否已製造酮（也稱為酮體）做為能量的來源時，可以使用藥房或是網路上賣的「酮體試紙」測試。用試紙可測得尿液裡酮體的濃度。試紙有各種不同的產品，例如有種名為 Keto-Stix 的試紙；市場上也有複合式的試紙，可以同時測試尿液中的糖分和酮體。針對每個產品的使用方法和測試值的詮釋必須由藥房的專業人士詳細解說，並閱讀包裝裡的說明。如果尿液裡有酮體存在，試紙的顏色會改變，測試值在每 100c.c. 含 15mg/dl（毫克）的範圍時，大多數試紙會呈現粉紅色至紫色，試紙的顏色可以和包裝盒上的刻度尺比對，以確定大約的濃度，十五毫克是我們要努力的目標。

黃昏時分測試最為準確，或是白天我們已進行一些身體活動後的任一時段，但不要在剛做完激烈的體力勞動之後。早上起床後的測試值一般而言比較低。有些研究指出，病人的「酮症」愈明顯，生酮飲食的正面效果愈強。

但在進行尿液測試時不應該追求特別高的測試值，最好不要超過 80 mg/dl（深紫色），如果超過要稍微多吃一點碳水化合物，或是留意自己是否飲用足量的水。如果測試值明顯超過 80 mg/dl，可能是顯示身體的酮體新陳代謝有問題的跡象。

這種情形很少有，一旦出現要立刻找醫生檢查，尿液測試的數值只能有限度地反應血液裡酮體的真實濃度。如果能排出 15 mg/dl 的酮體，意味著血液裡有豐富的酮體，身體也處於酮症的狀態。但也有可能身體已經在「酮症」狀態，但尿液裡測出的證據卻微不足道，例如在剛剛從事完繁重的體力勞動後，因為極度需要能量的細胞能很有效地把血液裡的酮體取走，所以幾乎沒有酮體能從腎臟排出體外。偶爾可以讓醫生進行血液檢查來確定血液的數值。藥房裡也有驗血糖的測試儀器，不過不便宜，使用特殊試紙也可以從一滴血來鑑定酮體，就跟驗血糖類似。

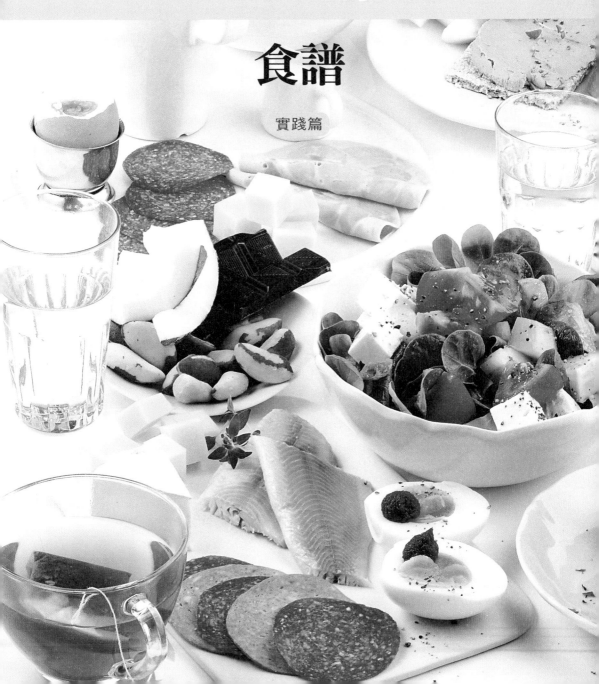

Part 5

食譜

實踐篇

生酮飲食的挑戰

　　這本書不是食譜。雖然本書的作者（至少其中的兩位）是熱情的生酮飲食業餘廚師，但是這段期間裡，針對生酮飲食已經出現了許多食譜，有的還可以，有的很不錯（請參考附錄）。

　　基本上，生酮飲食與一般的烹飪沒有什麼兩樣，只是沒有馬鈴薯、穀類麵粉、玉米、麵條、南瓜、糖，還有其他一些食物和材料用得比較少一點，如許多水果種類和含澱粉的蔬菜。在前一個單元裡，已經具體說明了許多如何料理各種食物的方式。

　　實際上，生酮飲食主要不在關心我們所放棄的食物和不能使用的材料，這與「不能使用的材料」無關，而是與材料和搭配的方式有關。不是強調烹飪中不能有某些特定食物，而是要烹飪某些特別好而且適合癌症病患的食物。

　　任何會烹飪的人，都會料理生酮飲食。

　　任何不會烹飪的人也都可以學習。而且生酮飲食不會發生米飯煮焦、麵條煮爛，或是馬鈴薯太鹹的危險。

　　雖然這本書不是食譜，但是具體的食譜可以讓一些讀者至少在剛開始時能夠安心，我們不想讓這些讀者孤立無援，或是讓他們馬上再跑去提款機領錢，然後到書店買書。

所以接下來的幾頁，我們選出了一小部分自己曾測試過的生酮餐點。另外，為了此書的新版，我們也特別收集了 KOLIBRI 研究教學廚房發展出來最受歡迎的食譜（請參考第 199 頁）。

　　有件事雖然不言自明，但我們還是要再強調一次：和一般的烹飪一樣，有些餐點很容易料理，幾乎不會出任何差錯；也有些餐點挑戰性比較高，第一次嘗試就一塌糊塗。我們千萬不能氣餒，應該繼續嘗試和實驗，也許就能在蛋糕糊，或是勾芡醬汁，或是添加甜點甜味的挑戰下，找到革新有創意的方法，繼而發明全新的餐點。

　　烹飪帶來樂趣，生酮飲食帶來的樂趣更是不同，因為它真的不一樣，聞起來又香，藉此我們能認識新的食材、搭配的可能性和不同的口味。任何一道根據食譜新嘗試的菜，或是自己發明的菜都是一種體驗，而且每種以這種方式料理出來的餐點都對健康有益。

　　我們把食譜分成不同的幾組，專為生酮飲食所寫的食譜可提供更多的選擇。其實就算只是查找自己放在書架上的食譜，也可以找到許多碳水化合物含量低、適合生酮飲食的料理，或是只要把馬鈴薯、米飯或麵條剔除，用一些低碳水化合物的食物代替。

　　祝大家樂趣無窮，還有胃口大開！

簡單又快速的料理

1. 杏仁蛋

- 依個人喜好煮熟兩顆雞蛋，50g 的杏仁剁碎。

- 將一大匙的椰子油在煎鍋或是平底鍋裡稍微加熱。

- 雞蛋剝殼，切碎加到鍋裡與油和杏仁混合，熄火，撒上鹽和現磨的胡椒粉調味，上桌。

EFK 總計：25；50.5；2.7

變化：
- 也可以與夏威夷豆、美國胡桃、乾椰片混合。EFK 含量自行計算。
- 搭配香料、香草、大蒜、現切碎的番茄。EFK 含量自行計算。

加快速度：
- 剁碎的杏仁和椰子油不經煎鍋加熱，直接加在切好的熟蛋上面。
- 蛋不用事先煮好，所有材料放在煎鍋裡做成炒蛋。

2. 酪梨夏威夷豆沙拉

● 酪梨去皮切開，取出果仁，將果肉（大約 200g）切成塊狀，用黑胡椒、彩色胡椒或是白胡椒調味。

● 剁碎 30g 加了鹽的夏威夷豆，加進切塊的酪梨裡，最後淋上三大匙攪勻的鮮奶油優格，上桌。

EFK 總計：8.2；76；3

變化：
• 番茄切塊，瀝乾水分，加進沙拉裡。EFK 含量自行計算。
• 搭配香料和香草。EFK 含量自行計算。
• 用檸檬汁和橄欖油取代鮮奶油優格淋在酪梨上。EFK 含量自行計算。

3. 起司蛋

● 兩顆雞蛋用叉子在碗裡輕輕打散，加入 50ml 的鮮奶油稍微攪拌。

● 在煎鍋裡融化大約 20g 奶油或是椰子油，加入鮮奶油蛋汁，用小火到中火煎一分鐘，煎時用鍋鏟將鍋邊的蛋汁往中間推送，讓蛋餅的厚度增加。

● 將 50g 磨好的起司（硬乳酪，全脂）撒在蛋上，按個人口味加鹽，不過小心，起司本身就是鹹的。繼續煎到蛋汁凝固，乳酪融化為止。

EFK 總計：31.4；61；2.6

變化：
• 可以根據自己的口味增加或減少起司的分量，也可以額外加上其他配料。如煎熟的培根、蝦子、煎熟的青椒、炒過的菠菜、酪梨塊或是剁碎的新鮮香草，喜歡辣味的人也可以加切碎的辣椒。

4. 酸豆沙丁魚

● 將浸橄欖油的沙丁魚罐頭打開倒在碗裡（含油，總重量 125g），沙丁魚用叉子壓碎。

● 半個小洋蔥（20g）細切成丁，加入沙丁魚裡。

● 加上約一茶匙磨好的有機檸檬皮，一大匙檸檬汁和磨好的黑胡椒粉（根據自己的口味調整分量）。

● 一大匙酸豆（續隨子）滴除水分，剁細加入。再加入兩大匙剁細的香芹，視情況調味加鹽（酸豆已有鹹味）。全部的材料一起攪拌。

● 單只這道菜味道就很可口，也可以跟香脆麵包一起食用（食譜請參考第 188 頁），或是和煮透的蛋一起搭配。

EFK 總計：19.7；29.1；3.9

5. 酪梨炒碎肉

● 一顆小洋蔥（50g）切碎，倒入加了 50ml 椰子油的鍋內爆炒。

● 續入 200g 牛絞肉拌炒，直到顏色輕微焦黃，並呈顆粒狀。

● 倒入 50ml 不甜的紅葡萄酒、二茶匙番茄糊（Tomato Paste）、一茶匙的甜椒醬（ajvar）、鹽、胡椒和義大利香草調味。

● 酪梨一顆去皮去核，果肉切塊（大約 200g），拌進絞肉裡。

EFK 總計：50.9；125.4；7.9

變化：
• 也可以再加入櫛瓜丁，或是用絞肉醬搭配「櫛瓜義大利麵」。EFK 的含量自行計算。

6. 新纈草、酪梨、堅果和古岡左拉起司沙拉

● 清洗 200g 新纈草放入一個大盆子裡。

● 100g 的酪梨切塊，100g 古岡左拉起司切碎或是切塊，50g 核桃剁碎。

● 全部材料和生菜拌在一起，以鹽、胡椒、香草（根據自己的喜好）、幾滴好醋和50ml的天然橄欖油調味，最後撒上50g的石榴籽。

EFK 總計：32.5；137.1；15.5

減去碳水化合物的經典名菜

1. 起司舒芙蕾

● 將四顆蛋的蛋白和蛋黃分開，蛋白放進攪拌盆裡，蛋黃放進另一個盆裡打散成濃稠糊狀。

● 另外再添加三顆蛋白到原來的四顆蛋白裡，一起打成結實的泡沫狀。

● 將蛋黃糊分成幾份，用抹刀分次拌入發泡的蛋白裡拌勻，但是不能攪拌得太用力。

● 將 300g 口味比較重的乳酪，例如格呂耶爾起司、成熟的奧地利或阿爾高地區的高山乳酪，或是帕馬森起司磨成粉狀，或是購買已經磨好的乳酪粉，混入蛋糊裡。

● 以少許現磨的肉荳蔻粉調味，不喜歡的人可以不加。

● 蛋糊倒入已經塗好奶油的舒芙蕾容器裡，用刀將表面稍微劃上幾刀，並立即放入 175℃ 已預熱的烤箱裡烤 45 分鐘，烤箱的門不能打開，否則舒芙蕾會塌下。

● 當舒芙蕾變成棕色，就可以拿出烤箱，立即享用，可搭配一盤葉菜類沙拉。

EFK 總計（用帕馬森起司）：140.4；131.3；2.9

2. 拉克雷特（Raclette）起司烤盤

● 塊根芹切片，蒸到還有一點彈牙的程度，做為馬鈴薯的替代品，在還溫熱的時候分成四份。

● 放一份到小烤盤裡，根據自己的喜好鋪上蔬菜塊，例如紅甜椒塊、切好的菇類、芹菜片、番茄丁，或是洋蔥薄片。

● 最後把拉克雷特起司放進烤盤裡烘烤融化。

● 也可以先放一片培根在烤盤裡烘烤，然後搭配自己喜愛的蔬菜，最後再加上乳酪，乳酪融化後，就可以把整盤的配料放在塊根芹片上享用。

> EFK 含量必須自行計算

3. 花椰菜披薩

- 300g 生花椰菜刨削成薄片。

- 兩顆蛋在盆裡用力打散成糊，把削好的花椰菜和 150g 磨好的起司（硬乳酪、全脂）和蛋汁混合，將所有材料倒在鋪好烘焙紙的烤盤上，抹平覆蓋整個烤盤。

- 在 200℃ 已預熱的烤箱裡烤大約 40 分鐘，直到顏色變成棕色。

- 烤好的餅皮塗上番茄糊，再放上用罐頭番茄塊和壓碎牛至調好的醬料。

- 最後鋪上自己喜愛的配料，如義大利香腸、橄欖、酸豆，或是用水洗淨擦乾的沙丁魚塊，最後再撒上乳酪。

- 用 200℃ 烤十分鐘。

- 這份披薩可以填飽兩個飢腸轆轆的人。

> EFK 披薩餅皮總量：65；59.2；7.8。完成後披薩的 EFK 含量視餅上的配料而定，須自行計算

4. 蝦子雞尾酒

● 一杯法式酸奶油（30% 脂肪等級，150g），加上 20ml 的鮮奶油和 10ml 的檸檬汁（大約一大匙）攪拌均勻。

● 再拌入 20g 的番茄糊，以鹽、現磨胡椒粉和辣椒粉調味，味道調重一些，之後的蝦子會讓辣味變得比較溫和。

● 加少許甜味劑，只要有一點點甜味即可。若是喜歡，還可以加上 2 大匙干邑白蘭地。

● 在盤上用清洗過的沙拉葉墊底，例如萵苣，再擺上 300g 的蝦子（新鮮或冷凍的熟蝦），澆上醬汁。這道菜可以做為四人份的前菜，或兩人份的主餐。

EFK 總計：62；55.3；10

5. 杏仁片煎鱒魚，塊根芹泥和鮮奶油黃瓜沙拉

● 這道料理可以使用整條鱒魚，或是已經切片的魚排，魚的大小差異很大。

● 將一片約 200g 的魚排放入煎鍋，以 20g 的奶油用小火至中火煎熟。魚排一面能從鍋底鏟起時，翻面續煎至完成。魚排不要煎得太久，否則肉質會變得乾澀，當魚肉看起來油亮亮的時候，就已經可以起鍋。

● 煎魚的同時將一大匙杏仁片（約 10g）在乾燥的平底鍋內烘炒，直到顏色轉成輕微的棕色。

● 將魚放在溫熱過的盤子裡，加上檸檬汁、海鹽和少許胡椒調味，最後撒上杏仁片。

● 這道菜可以搭配鮮奶油黃瓜沙拉。將 200g 黃瓜刨削成細長條，淋上以一大匙檸檬汁、30ml 鮮奶油、鹽、胡椒和新鮮剁碎的蒔蘿調好的醬汁。

● 副食可以搭配塊根芹泥（食譜請參考「基本食譜」類）。

EFK 總計（魚和黃瓜沙拉）：49.4；43.7；1.6

甜點

1. 香草乳脂加水果和堅果

● 50g 的馬斯卡彭鮮乳酪和 50g 鮮奶油打勻，依據個人的口味，調入人工甘味或是甜菊糖和真正的香草（有機市場裡可以購得香草粉）。

● 撒上 20g 切成小塊的不同莓果（不加糖的冷凍莓果或是新鮮的莓果）、10g 剁碎的核桃和 10g 剁碎的巴西堅果。

EFK 總計：6.5；53；6.2

2. 杏仁慕斯

● 50g 無糖杏仁醬（有機商店有售）、150g 的法式酸奶油（40% 脂肪等級）和 50ml 的鮮奶油打成濃稠的糊狀，根據個人喜好加入人工甘味或是甜菊糖調味。

EFK 總計：15.7；103.8；8.3

變化：

● 也可以使用其他種類的堅果醬，例如核桃或是榛果，並添加可可粉和香料，如肉桂。EFK 含量自行計算。

3. 巧克力慕斯

- 100g 的黑巧克力（85–99%）磨細或是切成小塊。

- 打散兩顆非常新鮮（重要！）的雞蛋（中號），和 25g 奶油及一大匙濃咖啡（濃縮咖啡 Espresso）放進適合隔水加熱的容器裡，然後隔水加熱。

- 不停地攪拌，直到巧克力融化成均勻的濃稠糊狀。

- 將容器從熱水裡取出，待巧克力糊冷卻。

- 打發 125ml 的鮮奶油，拌入巧克力糊裡，放進冰箱冰一個晚上即可。

EFK（視巧克力的種類而定）總計平均值：23.4；130.4；26

變化：

- 可以在慕斯裡加入肉桂或是德式薑餅的香料。

4. 義式椰奶奶凍

● 兩片明膠（吉利丁片）放在冷水裡泡軟。

● 剖開一根香草莢放入 100ml 的鮮奶油裡煮至滾。不停攪拌，並續煮五分鐘，讓水分蒸發（注意：要用較高的鍋子，因為鮮奶油燒開後會起泡膨脹）。

● 加入 0.5ml 的人工甜味劑、1/2 茶匙磨好的檸檬皮或是橘子皮，和200ml 無糖低碳水化合物的椰奶一起繼續攪拌，並再煮五分鐘。

● 椰奶漿離火，明膠片擠乾水分，加入滾燙的奶漿中，拌勻。

● 待奶漿稍微冷卻，倒入玻璃杯或是小模型中，在冰箱裡放一個晚上或至少五個鐘頭。

EFK 總計：8.0；67.7；9.4

變化：
• 義式奶凍也可以和木瓜泥（做法如木瓜果凍食譜所描述的一樣，但是不加明膠）一起搭配上桌。EFK 含量自行計算。

5. 鬆餅／煎餅

● 打散一顆蛋，加入入 40g 克杏仁粉，少許鹽和 30ml 的鮮奶油。

● 平底鍋塗上奶油，以文火煎餅。20g 奶油可以煎出四個小煎餅。煎餅時麵糊抹薄一點，用小火至中火的溫度煎，直到表面看起來已乾，再用寬鍋鏟把煎餅翻面（小心煎餅容易斷裂），煎至完成。

● 做鬆餅時麵糊可以厚一些。

EFK 總計：16.3；54；3

6. 木瓜果凍

● 200g 木瓜的果肉、幾滴檸檬汁和甜味劑（按個人口味）一起打成泥。

● 4片明膠片（吉利丁片）先放在冷水裡泡軟，然後放在容器裡迅速加熱使之融化（例如可用微波爐微波幾秒鐘即成）。

● 迅速將 2 大匙木瓜泥混入液態的明膠裡，然後再將剩下的木瓜泥倒入。

● 將拌好的木瓜泥倒進一、兩個碗或玻璃杯裡，等待木瓜泥凝固。

● 可根據個人愛好，直接從杯裡舀著吃，或是倒在盤子裡享用。也可以打發 200g 鮮奶油，以鮮奶油花來裝飾甜點。

> EFK（木瓜果凍）總計：6.9；0.3；14.1 ／ EFK（加上奶油）總計：9.3；30.4；17.5

變化：
• 也可以使用覆盆子、藍莓，綜合森林野莓，或是其他的低碳水化合物莓果。

1. 檸檬口味椰奶或是鮮奶油奶昔

- 200ml 冷開水和 25g 原味蛋白質粉在杯裡調勻。

- 加入 20g 杏仁醬和 10ml 椰子油一起攪拌。

- 再加入一茶匙有機檸檬磨下來的果皮，和甜味／甜菊糖（依據個人口味）。

- 最後加入 100ml 濃稠的椰奶，或 50ml 椰奶和 50ml 鮮奶油的混合物，或是 100ml 的鮮奶油，所有配料用攪拌棒混合均勻。

- 椰奶的碳水化合物視產品種類不同而很大的差異：有的椰奶每 100ml 只含 2.5g 的碳水化合物，有的椰奶每 100ml 的碳水化合物含量達 9.1g；請盡可能選用碳水化合物含量低的種類。

> EFK（用低碳水化合物椰奶）總計：28.7；39.2；1.9 ／ EFK（用鮮奶油）總計：28.4；53.4；5.4

變化：

- 檸檬皮可以用香草或是其他香料取代，例如磨好的荳蔻，或是液體的香草精，或是拌入一大匙可可粉。
- 如果想做鹹口味的椰奶奶昔，可以用一點鹽和 1/2 茶匙磨好的小茴香調味。

2. 水果鮮奶油奶昔

● 將 200ml 的冷開水和 25g 原味的蛋白質粉在攪拌杯裡調勻，續入 20g 的白杏仁醬和 10ml 的椰子油攪拌，按照個人喜好加入低碳水化合物的莓果，然後一起打成泥，根據個人口味加上甜味劑或是甜菊糖和 100ml 的鮮奶油，用攪拌器打勻。

EFK（沒加莓果的奶昔）總計：28.4；53.4；5.4

3. 印式優格飲料（Lassi）加小茴香

● 100g 鮮奶油優格（10% 脂肪等級）加 70ml 水調勻；飲料喜歡喝稀一點的人，可以調入更多水，加上一點鹽和小茴香調味，攪拌均勻，冷藏後飲用。

EFK 總計：3.1；10；3.7

變化：
● 甜口味的印式優格飲料可以根據個人喜好加入少許甜味劑，或是甜菊糖和 30g 打好的木瓜泥。

EFK 總計：3.3；10；4.4

4. 冰紅茶

● 一般的茶，無論是紅茶、綠茶或是白茶，任選一種茶葉，按個人口味沖泡。

● 視情況還可以添加藥草茶或是加了香味的茶，待冷卻用甜味劑調味，放進冰箱冷藏。

5. 印度奶茶（Chai）

- 這種傳統的印度／亞洲式飲料是用牛奶調製而成的，進行生酮飲食時可以使用含糖較少的鮮奶油。

- 6 顆小荳蔻、1 大匙茴香籽、4 顆丁香、1 根肉桂、1 茶匙洋茴香和 1 茶匙切碎的薑放進茶袋裡，或放進大的泡茶用的濾芯裡。

- 放進一鍋 900ml 的水裡煮沸，加入 100ml 的鮮奶油再次迅速煮沸。

- 鍋子離火，將五大匙濃口味的紅茶放進另一個茶袋或濾芯裡，在鍋裡泡三至八分鐘。

- 取出香料和茶葉，按自己的口味添加甜菊糖或甜味劑調味，撒上肉桂粉後趁熱飲用。

EFK 總計：2.4；31.7；4.1

6. 薄荷茶

- 用 1000c.c. 滾燙的水沖泡 3 根含葉柄的新鮮薄荷或檸檬香草，就能泡出一壺香味四溢的薄荷茶。當然也可以使用茶包，但是新鮮葉子泡出來的味道比較好。再用幾滴檸檬汁和甜味劑或甜菊糖調味。

- 可冷藏，或是在玻璃杯裡加冰塊飲用。蛋白質和脂肪的含量微不足道，碳水化合物的含量來自檸檬汁。10ml 的檸檬汁（大約 2 茶匙）含有 2g 碳水化合物。

7. 薑茶或是薑汁檸檬汽水（清涼解渴，噁心時很有幫助）

● 新鮮生薑（大約 30g）去皮切片，用 1000c.c. 沸騰的熱水沖泡，浸泡 10 分鐘。

● 薑茶可以按個人喜好添加薄荷、青檸汁、橘子汁或檸檬汁以增加香氣，喜愛甜味的人可以撒上幾滴甜味劑或甜菊糖。

● 薑汁檸檬汽水可將生薑片放進大腹玻璃瓶或是寬頸水瓶裡，倒入 1000c.c. 冷開水或灌了氣泡的水。再加入一片青檸、或檸檬、或橘子，或幾片新鮮的薄荷葉，放入冰箱裡冷藏一個晚上，飲用時按個人口味添加甜菊糖或是甜味劑。

EFK 總計：微不足道，加橘子汁或是檸檬汁要算大約 2g 碳水化合物

生酮飲食基本食譜

1. 麵包

快速杏仁「麵包」

● 一顆蛋用叉子打散，加入 50g 杏仁粉攪勻。

● 用平底鍋融化 1 茶匙奶油或是 5g 椰子油，將杏仁糊倒入鍋內，壓成一公分厚的圓餅。

● 用文火將兩面煎成金黃色，取出餅放在紙上吸油。

● 冷卻後可將杏仁圓餅橫剖成兩片，塗上奶油並鋪上配料。

● 煎餅前可以在麵團裡加少許鹽以配合鹹的配料；如果想搭配水果泥或是甜奶酪，則可以加一點甜味劑／甜菊糖。

EFK 總計：17.4；38；2.3

香脆麵包

● 60g 巴西堅果剁碎放進碗裡，與 60g 的南瓜子、40g 現磨的亞麻籽、40g 芝麻、40g 大麻籽、30g 蛋白質粉（例如黃豆蛋白）和 50g 杏仁粉一起混合拌勻。

● 兩顆蛋打散，加入 30ml 菜籽油繼續打勻。加入 1 大平匙鹽，倒入堅果混合粉，加 1-2 大匙的水調勻。

● 烤盤鋪上烘焙紙，將麵團倒入烤盤，用沾了水的濕手把麵團推開壓平鋪滿整個烤盤至薄脆麵包片的厚度。

● 放進預熱的烤箱裡，以 170℃ 約烤 45 分鐘。從烤箱取出放涼，掰成塊狀。

● 麵包塊放進鋪滿烘焙紙的鐵盒收藏在冰箱裡，可以保存好幾天。

EFK 總計：100；184；19

變化：

• 香脆麵包的材料也可以做成麥片粥：省略兩顆雞蛋不用，將 30g 黃豆蛋白粉和 200ml 的冷水調勻，加入 1 茶匙鹽，續入其他材料。除了杏仁粉外，其他材料的分量不變，杏仁粉從 50g 改為 80g。烤完冷卻後，這個「麵包」相當易碎，我們可以把它掰成極小塊，當作麥片粥的底料。這個麥片粥也適合全素食者；黃豆粉也適用這個食譜。

EFK 總計：90；187；19.3

2. 焗烤

● 將甜椒、芹菜、塊根芹、花椰菜或青花菜等蔬菜清洗好並切成小塊，略略蒸熟，或是用奶油和椰子油小火略炒，然後放進烤皿裡，澆上調好味的鮮奶油蛋汁，在預熱過的烤箱裡以 160℃ 烤大約 40-50 分鐘。

● 鮮奶油蛋汁的做法是：打散二顆蛋（中號，一顆蛋大約 60g），加上 50ml 鮮奶油和 50g 酸奶油（40% 脂肪等級）一起調勻。

● 此一分量足夠做出兩人份的焗烤蔬菜。用鹽和胡椒調味。按照個人口味和蔬菜種類不同，還可以加上其他香料如甜椒粉、現磨的肉荳蔻粉、磨好的芫荽籽、薑黃、小茴香、咖哩粉……最後再撒上磨好的乳酪，如帕瑪森起司，放進烤箱迅速烤成金黃色。

● 也可以在蔬菜裡加入煮好切塊的肉如牛肉，或是切丁的豆腐。如果只想煮小分量的菜，可以少放一點蔬菜和僅一半的蛋汁。

EFK 鮮奶油蛋汁總計：17.7；50；3.5

3. 濃湯

- 我們可以用不同種類的蔬菜做成濃湯。花椰菜和青花菜就很適合，還有菇類、芹菜、甜椒或是其他低碳水化合物的蔬菜，都可以用來做成濃湯。煮好打成泥的蔬菜濃湯可以分批冷凍，需要時迅速加熱食用。

- 500g 紅甜椒切成小塊，和同樣切成丁的洋蔥（20g），用 10g 的椰子油翻炒，加入 500c.c. 蔬菜高湯（自己煮的或是湯塊）煮 10 分鐘，直到蔬菜煮軟為止。

- 用攪拌棒打成泥，並加入一罐（400ml）濃稠無糖的椰奶，用鹽、現磨胡椒，一點薑粉和辣椒粉調味。最後攪入一杯法式酸奶油（30% 脂肪等級，150g）。也可以用鮮奶油取代椰奶。

- 視蔬菜的種類而定，也可以使用其他香料，例如現磨的肉荳蔻和黃芥末和花椰菜就很適合，或者用檸檬汁為菇類調味（香菇濃湯不要打成泥）。蔬菜高湯跟鮮奶油或椰奶的比例也可以變化，喜歡奶油味重一些，就減少高湯的分量，多用些鮮奶油或是椰奶。

EFK 含量須自行計算

4. 鮮奶油菠菜濃湯加古岡左拉起司

● 100ml 鮮奶油和 20g 的椰子油加水燒熱，並將 100g 的古岡左拉起司放進湯裡融化，加入 200g 新鮮菠菜煮軟，按個人喜好用鹽、胡椒和現磨的肉荳蔻調味。

● 可以用攪拌棒把湯打成泥，給有吞嚥困難的病人食用，口味也可以不要調太重。

● 將湯盛進盤子裡，再放上 20g 切成條狀的煙燻野生鮭魚。

EFK 總計：31；84；5.3

5. 蔬菜鍋／熱炒蔬菜

- 洋蔥切細和薑一起用椰子油以中火翻炒，根據自己的喜好加入清洗好切細的低碳水化合物蔬菜。例如切薄片的櫛瓜、胡蘿蔔（少一點）、小朵花椰菜、紅椒丁、大蔥段或菠菜。

- 用中火不斷翻炒蔬菜，直到炒熟但仍然彈牙為止。需要炒較久的蔬菜先下鍋，熟得快的蔬菜後下，最後撒上烘焙過的芝麻或是杏仁片，然後盛盤。

- 滴上幾滴檸檬汁，再澆上高品質、冷榨的橄欖油，撒上海鹽和現磨黑胡椒。

- 另一種做法是，將每種蔬菜，例如櫛瓜或是黃瓜切成一公分厚的薄片，用大量橄欖油大火煎，直到蔬菜片變成金黃色，最後撒上高品質的海鹽。

- 這道料理有很強烈的橄欖油、蔬菜和鹽的口味。蔬菜鍋很容易料理，蔬菜種類不同也可以有許多變化。若冷凍蔬菜的碳水化合物含量不高也可以派上用場。我們還可以在蔬菜裡加進其他材料，例如煎過的雞丁、牛肉或是豆腐。

EFK 含量須自行計算。炒菜的油就能讓我們攝取足夠的脂肪量

6. 調味夸克乳酪／乳酪

鹹味夸克乳酪

● 適合做為蔬菜和肉的副食，或搭配蒸熟的切片塊根芹，或塗在生酮麵包上。

● 一杯夸克乳酪（250g，奶油等級，40% 脂肪）倒進碗裡，和 50ml 的鮮奶油及 20ml 的椰子油攪拌均勻。

EFK 總計：29；64.3；8.2

這道基本食譜可以不同的面貌上桌。

• 巴登地區的風味小吃「比比里斯奶酪」（Bibiliskäs）就是在夸克乳酪裡再加上：洋蔥丁（20g）、細香蔥丁（40g）、甜椒粉，按個人口味加上鹽和胡椒。

EFK 總計：30.8；64.6；9.8

• 也可以將半根黃瓜（250g）刨成薄片，和洋蔥丁（20g）、一瓣壓成泥的大蒜（10g）、天然橄欖油（10ml）一起拌入夸克乳酪中，再加上一大匙檸檬汁（10ml），用鹽和胡椒或是新鮮的辣椒末調味。

EFK 總計：28.0；74.4；18.5

• 或將新鮮剁碎的香草如蒔蘿、歐芹、香菜或細葉芹，和 20g 切細的洋蔥丁一起拌入夸克乳酪裡，配上橄欖油和檸檬汁也很可口。

EFK 總計（不加香草）：29.3；74.4；11.2

鮮奶油蘸料

● 可當成肉類料理的配料，或是塗在蛋白質麵包或香脆麵包上。配上生蔬菜棒就是義大利傳統沙拉（Pinzimonio，生蔬菜棒配新鮮橄欖油）的變化版。

● 一杯法式酸奶油（30%，150g）裡拌上一點鹽和一茶匙檸檬汁調勻。

EFK 總計：4.5；45；4.6

搭配不同的香料就有不同的風味。例如：

• 新鮮剁碎的生薑（一茶匙）和一些優質咖哩粉。喜歡辣味的人，還可以加入新鮮剁碎的辣椒。

EFK 總計（不含辣椒）：4.5；45；5.1

• 新鮮的番茄去皮，果肉切丁，取兩大匙番茄丁和一茶匙（大約 5g）的橄欖油拌入。

EFK 總計：4.7；50；5.1

• 加入一大匙切碎的酸豆，酸奶油不要事前加鹽，因為酸豆很鹹，如有需要也可以將酸豆先泡水。

EFK 總計：4.7；45；5.1

• 兩條可生食鹽漬鯷魚用水沖洗乾淨，擦乾並剁碎，和一大匙剁碎的歐芹拌入蘸料裡。

EFK 總計：6.5；45.2；4.8

• 依個人口味將新鮮香草剁碎拌入，如蒔蘿、歐芹、百里香、牛至、迷迭香或是細葉芹。

EFK 含量視香草種類及分量而定，須自行計算

歐巴滋達（Obatzda，巴伐利亞風味乳酪）

● 適合在夏天的啤酒園裡，配上一杯低卡啤酒，也許再來一片蛋白質麵包。

● 200g 富含脂肪的卡門貝爾乳酪或布里乳酪（Brie，60% 脂肪等級 ）放置於室溫，直到完全變軟（例如可以放過夜）。

● 將乳酪和 100g 放軟的奶油用叉子在碗裡壓碎，並攪拌成帶有細顆粒的糊狀。

● 切碎一小顆洋蔥（100g），不能接受生洋蔥的人，可以將洋蔥在鍋裡略煎至透明。

● 一茶匙香芹籽用研缽大致磨碎，將乳酪奶油糊與洋蔥和香芹籽拌合。根據自己的口味加入 1/4 茶匙辣味甜椒粉、1 茶匙甜味甜椒粉、鹽及胡椒調味。

EFK 總計：19.8；122.4；5.6

變化：
• 200g 的卡門貝爾乳酪可以用 100g 的卡門貝爾乳酪和 100g 的洛瑪杜乳酪（Romadur）或是林堡起司（Limburger）取代，味道會更香濃。
• 再加上 2 大匙的酸奶油和鮮乳酪（雙份乳脂含量等級或是法式酸奶油）加上一點低卡啤酒。

EFK 含量須自行計算

7. 以塊根芹泥、煎塊根芹片和花椰菜飯取代馬鈴薯泥、煎馬鈴薯片和米飯

塊根芹泥

- 將一顆塊根芹（500g）削皮，處理好後大約能保留 300g 的菜量，切成大約一公分立方的小塊。

- 塊根芹放入鍋內，注少量的水入鍋，只要稍稍蓋滿鍋底，煮開，關小火，蒸 25 分鐘，直到塊根芹軟了為止，理想的狀態是鍋底沒有剩下多餘的湯汁。

- 用攪拌棒把塊根芹和 50ml 的鮮奶油打成泥，再加上 50g 奶油、鹽、胡椒，根據個人愛好，撒上現磨的肉荳蔻粉和香草。

EFK 總計：6.4；58.3；9

變化：
- 用 80g 的馬斯卡彭鮮乳酪和 25g 奶油，取代鮮奶油和奶油。

EFK 總計：8.4；60.5；11.8

- 加入 50g 磨好的帕瑪森乳酪和一點檸檬汁。

EFK 總計：22.4；75.7；9

- 也可以用歐芹根、球莖甘藍或是歐防風取代塊根芹。

EFK 含量須自行計算

花椰菜泥

花椰菜泥也是馬鈴薯泥很好的替代品。

● 將 300g 洗好的花椰菜削片,用少量的水蒸到軟。理想狀況也是沒有湯汁留下,否則要將湯汁倒出,視情況可能還要將花椰菜的水分擠掉。

● 用攪拌棒打成泥,加入鹽和胡椒調味,拌入各 30g 的奶油和馬斯卡彭鮮乳酪。

EFK 總計:7.7;40;8.4

煎塊根芹

● 將塊根芹(500 g)切成 0.5 公分厚的薄片,並用水蒸軟,然後切塊。

● 用 25ml 的椰子油煎成金黃色,撒上鹽和胡椒調味。

EFK 總計:7.5;26.4;7.8

變化:

• 20g 洋蔥切丁,入油鍋爆香,再加入 150g 切丁的培根肉一起煎,最後才加入塊根芹丁和調味料,翻炒至完成。

EFK 總計:33.2;38.4;10

• 也可以像炒塊根芹一樣炒蘿蔔或是球莖甘藍片。

EFK 含量須自行計算

花椰菜飯

- 300g 洗好的生花椰菜用刨刀削成片，不要削得太薄，再將花椰菜切碎，使它看起來像米粒一樣。
- 鍋內放入 20g 奶油，加熱，將花椰菜倒入，用中火翻炒約 5-8 分鐘，直到花椰菜熟了為止，可以撒上薑黃增添香味。

EFK 總計：6.8；17.5；7.1

變化：

- 壓碎一大瓣大蒜（約 10g）和花椰菜一起炒。

EFK 總計：7.4；17.5；9.9

十個 KOLIBRI 研究中
教學廚房裡最受歡迎的食譜

　　德國目前有個定名為蜂鳥（KOLIBRI）的研究，由烏茲堡（Würzburg）和曼漢姆（Mannheim）大學醫院的醫生和生物學家主導進行，預計二〇一六年底結束。研究名稱是以限制碳水化合物的方法來干預乳癌（KOhlenhydrat-LImietierte BRustkrebs-Intervention）的縮寫。這個研究在基辛根溫泉（Bad Kissingen）療養醫院進行，並接受德國退休金保險的資助。研究的主題是：乳癌病患對三種不同飲食（生酮飲食、尼克萊·馮姆主張的低 GI 飲食和德國營養協會的 DGE 飲食）的接受程度及評價，以及這三種飲食對病患生活品質、身體狀態和體能的影響。研究中的教學廚房並協助病人將不同的飲食落實在生活中。

　　下列食譜是生酮飲食組裡最受歡迎和最成功的食譜，由蘇珊·萊德巴哈（Susanne Reidelbach）女士為這本書的新版特別獨家提供，她在該計畫中擔任病患的飲食顧問和營養師。

　　食譜中的營養成分是以國立馬克思·魯本那研究院（Max-Rubner-Institut）的聯邦食物索引（BLS）和蘇慈·法荷曼·克洛德（Souci-Fachman-Kraut）的營養成分表為根據，所製成的飲食軟體（PRODI）來計算。在碳水化合物、蛋白質和脂肪成分旁邊的百分比數目，表示各種營養素在總卡路里所占的百分比。

1

青花菜奶油濃湯 加鮭魚

兩人份

- 200 g 青花菜
- 20 g 洋蔥
- 50 g 燻鮭魚
- 20 g 印度酥油或是油
- 500 g 水
- 5 g 即溶高湯粉
- 1 個蛋黃
- 50 g 鮮奶油（30% 脂肪等級）
- 鹽、胡椒

營養素含量：
碳水化合物：4 g / 5%
脂肪：26 g / 78%
蛋白質：12.2 g / 17%
大卡：294
EFK 總計：12.2；26；4

1. 青花菜洗好，將菜切成小朵，莖切小塊，洋蔥剝皮切丁，燻鮭魚切條。

2. 將脂肪放在鍋裡加熱，倒入洋蔥翻炒至透明，續入青花菜一起翻炒，然後注入清水和高湯粉，用小火煮大約10-15 分鐘。

3. 鍋子離火，取出幾朵青花菜放在一旁，剩下的打成泥。將蛋黃和鮮奶油攪拌均勻，拌入青花菜湯裡（不要再煮沸，否則蛋黃會結塊）。撒上鹽和胡椒調味。將湯放在湯碗或是深盤裡，用小朵青花菜和燻鮭魚裝飾後就可以上桌。

變化：可以用其他低碳水化合物的蔬菜取代青花菜，例如花椰菜或是球芽甘藍。

2

咖哩花椰菜

兩人份

- 500 g 花椰菜
- 50 g 洋蔥
- 2 瓣大蒜
- 生薑
- 2 大匙油
- 咖哩、薑黃、香芹籽粉
- 鹽、胡椒
- 100 g 鮮奶油（30% 脂肪等級）
- 60 g 法式酸奶油
- 甜味劑
- 20 g 剁碎的榛果

營養素含量：
碳水化合物：21.3 g / 9%
脂肪 87.8 g / 83%
蛋白質：19.2 g / 8%
大卡：947
EFK 總計：19.2；87.8；21.3

1. 將花椰菜分切成小朵、清洗，粗莖部分切片。

2. 洋蔥和大蒜去皮剁細，和切好的生薑一起用熱油爆炒，加入花椰菜，並撒上香料。

3. 將法式酸奶油和鮮奶油調勻後倒入鍋內，煮大約 10 分鐘，至蔬菜還會彈牙為止。再用調味料和甜味劑調味，撒上碎榛果後上桌。

3

焗烤茴香

兩人份

- 600 g 茴香（球莖）
- 1 大匙檸檬汁
- 20 g 奶油
- 鹽、胡椒
- 100 ml 鮮奶油
  （30% 脂肪等級）
- 50 g 磨好的埃文達起司
  （Emmentaler，全脂等級）
- 即溶蔬菜高湯粉
- 20 g 切碎的榛果

營養素含量：
碳水化合物：24.5 g / 11%
脂肪：75.8 g / 74%
蛋白質：34 g / 15%
大卡：915
EFK 總計：34；75.8；24.5

1. 茴香球莖洗好，去掉底部，切開。用少量加了檸檬汁的鹽水煮 10 分鐘。茴香的綠葉切細，取一些放在旁邊，剩下的茴香瀝乾。

2. 鮮奶油打發和乳酪一起拌勻。將一半乳酪鮮奶油糊放入塗好油的焗烤盤裡，切好的茴香鋪上。

3. 將兩大匙煮茴香的水和蔬菜高湯即溶粉混合，與剩下的乳酪鮮奶油糊一起澆到茴香上，最後撒上碎榛果，送進預熱過的烤箱，用 180℃（熱風）烤 10 分鐘。

4

生薑黃瓜

兩人份的副食

- 400 g 黃瓜
- 40 g 蔥
- 30 g 生薑
- 1 大匙油
- 100 ml 鮮奶油（30% 脂肪等級）
- 25 g 法式酸奶油
- 鹽、胡椒
- 1 茶匙檸檬汁
- 歐芹、蒔蘿、香蔥

營養素含量：
碳水化合物：14.3 g / 10%
脂肪：52.9 g / 85%
蛋白質：6.4 g / 5%
大卡：554
EFK 總計：6.4；52.9；14.3

1. 黃瓜削皮，縱切成兩半去籽。先切成一公分寬的條狀，再切塊。蔥洗好，把蔥白和蔥葉分開，切成小段，生薑去皮磨細。

2. 先將蔥白和生薑末倒入油鍋爆炒大約 2 分鐘，再倒入黃瓜塊，以中火拌炒 15 分鐘。加入鮮奶油和法式酸奶油，用鹽、胡椒和檸檬汁調味，撒上剁碎的香草上桌。

5

藍莓奶凍

四人份

- 2-4 片明膠
- 130 g 藍莓 [6]
- 甜味劑視需要而定
- 1 茶匙檸檬汁
- 300 ml 鮮奶油
  （30% 脂肪等級）
- 一根香草莢的籽
- 檸檬香草

營養素含量：
碳水化合物：30.9 g / 13%
脂肪：90.4 g / 83%
蛋白質：10.1 g / 4%
大卡：968
EFK 總計：10.1；90.4；30.9

1. 明膠片置於冷水中浸軟。藍莓用檸檬汁煮約 1 分鐘，然後用攪拌棒打成泥，視情況而定可以用細孔的濾網過濾，再用甜味劑調味。

2. 鮮奶油煮沸，離火，加入香草籽。

3. 擠乾明膠片的水，拌入溫熱的（不要滾燙的）鮮奶油裡，然後倒入藍莓醬攪拌，接著把奶糊倒入玻璃杯、咖啡杯或是碗裡，在冰箱冷藏幾個小時。

4. 上桌前可用檸檬香草裝飾。

---

6. 栽植的藍莓含有較多的碳水化合物。

6

綜合醃鯡魚
沙拉

兩人份

- 50 g 洋蔥
- 100 g 醃黃瓜
- 200 g 番茄
- 300 g 黃瓜
- 50 g 蘋果
- 250 g 醃鯡魚排
- 25 g 美乃滋（80% 脂肪等級）
- 2 大匙油（橄欖油或是菜籽油）
- 2 大匙蘋果醋
- 鹽、胡椒
- 一把蒔蘿
- 甜味劑

營養素含量：
碳水化合物：22.3 g／10%
脂肪：82.5 g／77%
蛋白質：31.4 g／13%
大卡：963
EFK 總計：31.4；82.5；22.3

1. 洋蔥削皮切丁，醃黃瓜切丁，番茄和黃瓜洗淨後也切丁。蘋果洗淨分成四份，去掉果核後也切丁。醃鯡魚排切成大小適合入口的塊狀，將所有材料放進大碗裡混合。

2. 將美乃滋、油、蘋果醋、胡椒、鹽和少許甜味劑調成均勻的沙拉醬，澆在醃鯡魚沙拉上。摘下蒔蘿葉切碎，拌入沙拉。拌好的沙拉靜置十分鐘入味，然後上桌。

7
法蘭克區的
熱乳酪

＊用作抹醬或是沾醬

- 50 g 哈茲乳酪（Harzer）
- 50 g 雙份乳脂等級的鮮乳酪
- 50 g 奶油
- 50 g 鮮奶油（30% 脂肪）
- 50 g 夸克乳酪（40% 脂肪）
- 一小撮的小蘇打
- 一小撮的鹽
- 香芹籽

營養素含量：
碳水化合物：4 g / 2%
脂肪：64 g / 88%
蛋白質：16.1 g / 10%
大卡：647
EFK 總計：25.1；77.8；4.8

1. 哈茲乳酪切塊，與鮮乳酪及奶油一起在鍋裡用中火融化，倒入鮮奶油和凝乳，迅速煮沸，拌入小蘇打、鹽和香芹籽，不斷攪動使其冷卻。

8

生酮歐巴滋達

＊抹醬

- 25 g 奶油
- 70 g 成熟的布里乳酪（乾燥的布里乳酪含 70% 脂肪）
- 25 g 洋蔥
- 大蒜瓣
- 40 g 鮮奶油（30% 脂肪等級）
- 25 g 雙份乳脂等級鮮奶酪
- 鹽、胡椒、甜味甜椒粉

營養素含量：
碳水化合物：4 g / 2%
脂肪：64 g / 88%
蛋白質：16.1 g / 10%
大卡：647
EFK 總計：16.1；64；4

1. 奶油打成糊狀，用叉子將布里乳酪壓碎，洋蔥和大蒜去皮切丁，混合所有材料，用鹽、胡椒和甜椒粉調味。

9
櫛瓜瑪芬

大約 12 個瑪芬

- 50 g 洋蔥
- 300 g 櫛瓜
- 10 g 去核黑橄欖
- 70 g 菲達羊乳酪
  （高脂肪等級）
- 3 顆蛋
- 20 g 奶油
- 150 g 夸克乳酪（40%脂肪等級）
- 50 g 杏仁粉
- 50 g 燕麥麩
- 1 茶匙泡打粉
- 鹽、胡椒
- 羅勒

營養素含量：
碳水化合物：44.7 g／13%
脂肪：99.5 g／65%
蛋白質：72.0 g／22%
大卡：1361
EFK 總計：72；99.5；44.7

1. 烤箱以 160℃熱風預熱，洋蔥去皮刨成細屑，櫛瓜洗淨後同樣也刨成細屑，把水分擠乾。

2. 橄欖切細條，將櫛瓜、洋蔥和橄欖一起混合，用鹽、胡椒和羅勒調味。菲達起司切小塊，將蛋黃和蛋白分開。

3. 蛋黃和奶油、夸克乳酪拌合，加入杏仁粉、燕麥麩和泡打粉，攪拌成均勻的麵糊，拌入櫛瓜等蔬菜和菲達起司。

4. 蛋白打發，小心地攪入麵糊中。把麵糊倒入瑪芬紙模型中排在烤盤上，在烤箱中烤大約 25 分鐘，直到瑪芬成為淡棕色。

10

馬斯卡彭
鮮乳酪蛋糕

- 1 kg 馬斯卡彭鮮乳酪
- 6 顆蛋
- 1 大匙檸檬汁
- 2 茶匙香草精
- 2 大匙油
- 甜味劑

營養素含量：
碳水化合物：44.6 g / 4%
脂肪：429.3 g / 87%
蛋白質：96.5 g / 9%
大卡：4426
EFK 總計：95.5；429.3；44.6

1. 烤箱以 160℃ 熱風預熱，所有材料必須恢復到室溫，然後用攪拌器或是打蛋器攪拌。

2. 將奶酪蛋糊倒進塗過油的長形蛋糕模型中，也可以撒上一些肉桂粉。大約烤 45 分鐘，直到蛋糕凝固為止。關掉烤箱，把烤箱的門打開，讓蛋糕在烤箱裡放一個小時慢慢冷卻，然後放進冰箱，冷藏一個晚上，口味更佳。

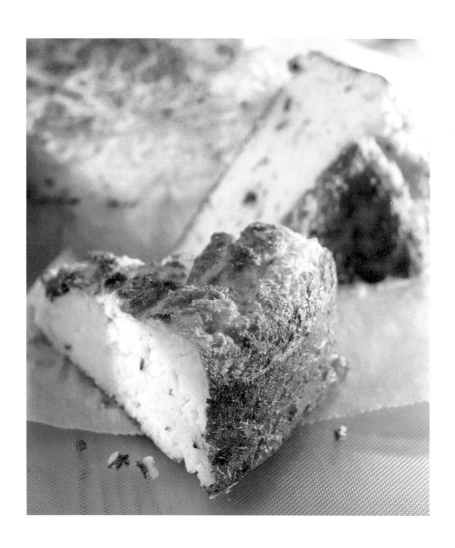

Part 6

附錄

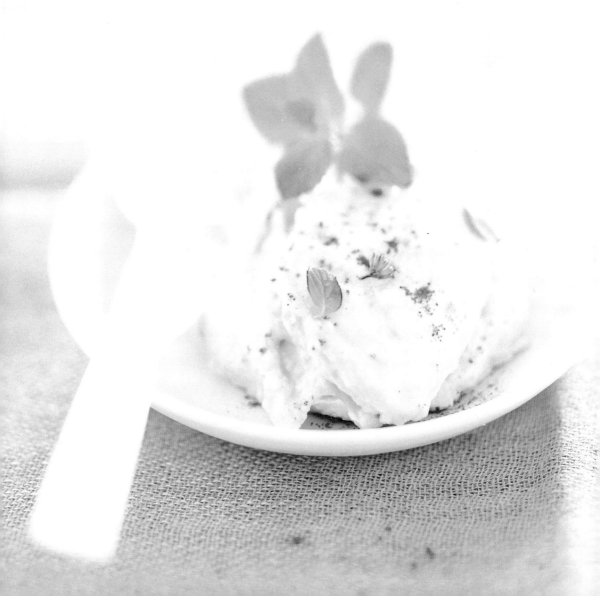

套餐範例

為一星期設計，分為早餐、午餐、點心、晚餐。

早餐和點心也各提供一種甜口味做為替代選項。不想吃點心的人，可以把甜點心當成午餐或是晚餐的飯後甜點。

星期一

早餐：

- 蛋餅加羊奶酪、酪梨和奶油乳酪。
- （替代選項）鮮奶油夸克乳酪加椰子油、剁碎的莓果、核桃和巴西堅果。

午餐：

- 鮮奶油濃湯加菠菜和古岡左拉起司，鋪上燻鮭魚。
- （替代選項）椰子油煎塊根芹片＋青花菜撒杏仁片＋羊排。

點心：

- 烘焙調味過的堅果。
- （替代選項）自己烤的生酮巧克力瑪芬。

晚餐：

- 冷盤：義式開胃菜、高山乳酪、義大利香腸、富含脂肪的魚（例如午餐剩下的鮭魚）。搭配一大盤沙拉：黃瓜和蘿蔔切條，甜椒和酪梨切塊，核桃剁碎，加上一點醋和許多橄欖油。
- （替代選項）自己烘焙的生酮麵包加上凝脂奶油和木瓜泥。

星期二

早餐：

- 香脆麵包加煙燻豆腐。
- （替代選項）鬆餅加水果和香草奶酪。

午餐：

- 乳酪炒蛋和沙拉。
- （替代選項）菠菜撒杏仁片和荷包蛋。

點心：

- 醋漬鯡魚卷。
- （替代選項）可可香料奶酪。

晚餐：

- 燻魚加辣根。
- （替代選項）椰奶濃湯加雞肉或是豆腐和蔬菜。

星期三

早餐：

- 荷包蛋加煎培根。
- （替代選項）豆漿優格加椰子油、水果和碾碎的亞麻籽。

午餐：

- 牛排和煎豆腐加沙拉。
- （替代選項）蔬菜鍋加鮮奶油醬汁。

點心：

- 烘焙過的黃豆。
- （替代選項）一至二條高比例黑巧克力。

晚餐：

- 火腿蘆筍卷加美乃滋和義大利蔬菜沙拉。
- （替代選項）杏仁慕斯加鮮奶油和覆盆子。

星期四

早餐：

- 蛋白質麵包加奶油、火腿和乳酪。
- （替代選項）檸檬椰子奶昔。

午餐：

- 焗烤高山乳酪炒青菜。
- （替代選項）熱炒青菜。

點心：

- 1/2 根德國下午茶香腸佐 1/2 顆球莖甘藍。
- （替代選項）巴西堅果。

晚餐：

- 花椰菜披薩。
- （替代選項）焗烤莓果。

星期五

早餐：

- 煎餅加酪梨泥。
- （替代選項）乳酪舒芙蕾佐綠葉蔬菜沙拉和烘焙過的黃豆。

午餐：

- 鮭魚排佐菠菜和塊根芹泥。
- （替代選項）椰奶。

點心：

- 夏威夷豆慕斯。
- （替代選項）一至二條高比例黑巧克力。

晚餐：

- 蝦子雞尾酒和綠葉沙拉。
- （替代選項）蛋白質麵包加奶油、馬斯卡彭鮮乳酪和草莓。

星期六

早餐：

- 水煮蛋加美乃滋或蛋黃醬。
- （替代選項）香草鮮奶油優格加碎杏仁和碎烘焙黃豆。

午餐：

- 番茄湯加碎肉和法式酸奶油。
- （替代選項）炒蛋加奶油煎野菇，佐沃爾多夫沙拉[7]。

---

7. 沃爾多夫（Walldorf Salat），用蘋果、塊根芹、核桃和美乃滋調拌而成的沙拉。

點心：

- 小根義大利香腸或是煙燻牛肉腸（Landjäger）。
- （替代選項）鮮奶油奶昔加水果。

晚餐：

- 蛋白質麵包加黃瓜鮮奶油夸克乳酪，肉腸加德國酸菜。
- （替代選項）香脆麵包加墨西哥酪梨醬（Guacamole）。

星期日

早餐：

- 蛋白質麵包加奶油、櫻桃蘿蔔、乳酪和酪梨。
- （替代選項）煎餅加水果。

午餐：

- 烤肉串和沙拉。
- （替代選項）杏仁片煎鱒魚、花椰菜飯和鮮奶油黃瓜沙拉。

點心：

- 沙丁魚拌酸豆。
- （替代選項）生酮黑森林櫻桃蛋糕。

晚餐：

- 肉丸和芹菜。
- （替代選項）焗烤堅果。

適合做為旅行口糧或是餐間點心的食物

即使出門在外，還是可以從家裡準備生酮點心帶在身上，或是在簡餐店裡購買。

動物性

- 水煮蛋
- 卡門貝爾乳酪
- 高山乳酪
- 迷你義大利香腸
- 肉乾（Pemmikan）
- 烤香腸（Bratwurst）／德式手工肉排（Leberkäse）（不加小麵包）
- 鯡魚
- 漢堡／沙威瑪加沙拉（不加麵包）

植物性

- 酪梨
- 堅果、核仁、種子
- 烘焙過的黃豆
- 黑巧克力
- 堅果餅（用椰子油）
- 椰子醬／椰奶
- 無糖豆漿優格
- 豆腐（例如煙燻豆腐）加沙拉

碳水化合物的計算

　　計算三餐所攝取的碳水化合物含量時，只需考慮「可利用的碳水化合物」即可。所謂可利用的碳水化合物是指所有能被身體直接代謝，或是先轉化為葡萄糖再被利用的碳水化合物種類。這份營養價值列表將這些碳水化合物分類如下：

單醣：

- 葡萄糖（Glukose）：用葡萄糖做的糖果、葡萄

- 果糖（Fruktose）：水果、蜂蜜、甜點、軟性飲料

- 半乳糖（Galaktose）：牛奶

雙醣：

- 蔗糖／甜菜糖（Saccharose）：傳統家用糖

- 乳糖（Laktose）：奶製品

- 麥芽糖（Maltose）：啤酒產品

多醣：

- 澱粉（Amylose）：穀類、玉米、稻米、馬鈴薯、根莖、豌豆、豆類、所有的糕點

- 糖原（Glykogen）：肝臟、瘦肉

要計算碳水化合物的攝取量，就必須將所有可利用的碳水化合物算在一起。

例如：一道含有一百克鮮奶油夸克乳酪的料理。鮮奶油夸克乳酪含三‧五克的乳糖。如果生酮飲食一天的計畫中，只分配了五克碳水化合物給這道菜，那只能再加上含一‧五克的可利用碳水化合物（果糖、葡萄糖和其他存在水果裡的可利用碳水化合物），例如十五克覆盆子。

「不能被利用的碳水化合物」也就是眾所皆知的膳食纖維

膳食纖維在身體裡不會被轉化為葡萄糖。部分膳食纖維會在腸道裡被細菌轉化為脂肪酸，部分膳食纖維完全不會被利用，真的就有如「負擔」般經過腸道而已[8]。所以，膳食纖維不屬於可利用的碳水化合物，因此在生酮飲食中不予計算。本書所提供的營養素資料和蛋白質－脂肪－碳水化合物比例（EFK）的數值，都是指可利用的碳水化合物。食譜裡提供的也是可利用碳水化合物的資料。

---

8. 膳食纖維的德文 Ballaststoffe 的直譯是負擔物。

自然的糖溶液：蜂蜜／龍舌蘭糖漿／楓樹糖漿

這些食物裡的碳水化合物含量都是可利用碳水化合物。

蜂蜜：

- 每一百克含有七十七到八十四克的可利用碳水化合物。
- 蜂蜜裡的主要碳水化合物是葡萄糖和果糖。

龍舌蘭糖漿：

75% 到 80% 的龍舌蘭糖漿由可利用碳水化合物組成，含有大約一份的單醣葡萄糖和七到九份的果糖。

楓樹糖漿：

- 每一百克含大約六十五克的可利用碳水化合物。
- 主要的碳水化合物除了蔗糖外，還有果糖和葡萄糖。

糖的替代品

所謂的「糖醇」自成一族，愈來愈常被用在「無糖」的食品、甜點、口香糖和飲料中，它們不是典型的碳水化合物，但是部分也能經由中間產品影響血糖值和糖分的代謝，絕大部分是含有熱量的。

最重要的糖醇有：

- 甘露醇（Mannit. Mannitol）、益壽糖（Isomalt）、麥芽糖醇（Laktit）、山梨糖醇（Sorbit. Sorbitol）、木糖醇（Xylit. Xylitol）、赤藻糖醇（Erythrit）和阿拉伯糖醇（Arabit）。

低碳水化合物的麵包店目前特別愛使用木糖醇和赤藻糖醇。它們的甜度跟蔗糖相當，用量跟體積也跟蔗糖一樣。赤藻糖醇跟木糖醇和其他糖醇不一樣的地方是，它不會被身體代謝，而是直接從尿液排出體外。

注意：糖醇會吸收許多水分到腸道，如果攝取的量比較多，會引起強烈的腹瀉！雖然每個人的敏感度不一樣，但是在腸黏膜受損的情況下，一定要特別留意糖醇的攝取量。

麩質

對素食者和全素食者而言，穀膠蛋白麩質是特別重要的蛋白質來源。但有腹腔疾病的人要嚴格避免，且它對有些不是真正患有麩質不耐症的人而言，也可能造成問題。雖然科學上沒有有力的證明，但是如果覺得自己無法消化及接受麩質時，為了安全就該避免。

禁忌症——誰不適合進行生酮飲食？

有一些人——雖然可能非常少——有天生的代謝問題，不可能進行生酮飲食，應該完全禁止。

這些疾病含括：

- 肝臟無法製造酮體（Ketogenesestörung）例如：MCAD（Medium Chain-Acyl-CoA-Dehydrogenase，中鏈醯輔酶 A 去氫酶）缺乏症。
- 身體細胞無法利用酮體（Ketolyestörung），例如缺乏 HMG-CoA 合成酶或是 HMG-CoA 裂解酶。
- 脂肪酸燃燒不能正常運作（Fettsäurenoxidationsstörungen），例如左旋肉鹼（Carntin）運輸系統障礙或是缺乏醯輔酶 A 去氫酶（Acyl-CoA-Dehydrogenase）。
- 肝臟不能製造葡萄糖（Glukoneogenese-defekt，糖質新生障礙），例如丙酮酸羧化酶（Pyruvat-Carboxylase）功能不全，
- 胰臟無法製造胰島素，例如胰島細胞增生（Inselyellhyperplasie）或是胰島素瘤（Insulinom）。

普遍的症狀是在非自願禁食時（例如胃腸炎），出現嚴重甚至危及生命的併發症（例如嚴重的低血糖〔Hypoglykämien〕和有生命危險突發性酸中毒〔Azidosen〕），這種情況常常在嬰兒時期就已經出現了。

如果不確定，或是認為這些禁忌症可能符合自己的情況，在進行生酮飲食前，必須找醫生諮詢。如果腎臟之前就已經受損，生酮飲食的利

尿效果有可能額外加重腎臟的負擔。如果腎臟的功能不正常，在將飲食改變成生酮飲食之前，必須與家庭醫生具體談論此問題，例如安排定期做尿液檢查。

除了以上狀況，就目前所知和研究的結果顯示，生酮飲食並沒有讓人有顧慮的地方。最有可能受危害的人，是必須吃藥或是注射胰島素的糖尿病患者。如果他們不改變平常慣用的藥物量，或是平時胰島素的注射單位，有可能會因為生酮飲食引起致命的低血糖情況，糖尿病病患務必跟醫生商量，並嚴格控制血糖。

「我不能進入酮症」的可能原因

病人常見的問題是，雖然他們「嚴格執行生酮飲食的建議」，但是卻無法驗出酮症。

如果遇到這種情形，可以問自己下列問題：

1. 我的酮體試紙還有效嗎？

如果使用的酮體試紙已過了使用期限，很多試紙都無法再顯示是否存在酮體，因此要檢查包裝上的保存期限。如果有此懷疑，可以試用「較新的」試紙。

2. 我是否真的吃了足夠的脂肪？

許多人雖然放棄了碳水化合物，並認為自己的飲食習慣已經正確符合生酮飲食的要求，但是他們通常吃的脂肪太少並吃了太多低脂的蛋白

質食物，例如低脂火腿、低脂乳酪如埃文達起司或是哈茲乳酪，並搭配許多的綠葉蔬菜。讓我們引用一段讀者的來信詢問：「雖然我只吃蔬菜或綠葉沙拉和蛋白質，但卻無法成功進入試紙可以顯示出來的酮症」。上述引言裡的飲食一方面不容易維持體重，另一方面幾乎不可能進入可以測量出來的酮症。**生酮飲食不僅是低碳水化合物，它還特別富含脂肪，這也是決定性的關鍵。**

不能進入酮症的人，應該特別把許多「生酮脂肪」安排在飲食中，例如中鏈脂肪油類或是椰子油，還有奶油。我們也可以安排兩天或三天極端的生酮飲食，把體內的新陳代謝往我們所希望的方向推動。這兩三天裡真的只吃「超大量脂肪」，例如酪梨加橄欖油，夏威夷豆、椰子塊、奶油、馬斯卡彭鮮乳酪、美乃滋、法式酸奶油、沙丁魚、鰻魚、德式下午茶香腸、煎培根。如此一來，就可以很快進入測量得出來的酮症。

3 測量前是否進行了運動？

因為酮體提供身體能量，因此運動後酮體常常已被「消耗」完。所以就無法在尿液裡證實它們的存在。體力勞動後大約需要等候一小時才能進行測量。血液裡的酮體則應該在任何時候都能測得出來。

下列的一覽表可以在每天挑選食物的時候幫助您：

☐ 綠色：優先選擇食用，盡可能吃富含脂肪的種類

☐ 黃色：適量地吃

☐ 橘色：只能少量地吃

☐ 紅色：放棄

幾乎不含碳水化合物的食物

肉	所有種類。例如小牛肉、羊肉、牛肉、豬肉（最好來自牧草地／有機畜養）
野味	所有種類。例如黇鹿、兔子、鹿、家兔、狍、野豬
禽類	所有種類。例如鴨、雉雞、鵝、雞、鴕鳥、火雞／雌火雞
香腸	所有種類。沒有糖／碳水化合物的添加物（留意包裝說明或是詢問商家），例如肉腸、熟火腿、生火腿、義大利香腸
魚	所有種類。例如鰻魚、鱒魚、鯊魚、鰈魚、鯡魚、鱈魚、鯉魚、鮭魚、鯖魚、鱸魚、沙丁魚，鱈魚、明太魚、鯛魚、鮪魚、梭鱸（最好來自永續經營的漁場）
介殼軟體動物	所有種類。例如蝦子、龍蝦、螃蟹
軟體動物	所有種類。例如蚌殼、蝸牛、墨魚
蛋	所有種類。例如雞蛋、鵪鶉蛋
乳酪	所有種類。只要沒有出現在「牛奶、奶製品和黃豆製品」的表裡。例如高山乳酪、卡門貝爾乳酪雙份乳脂等級，埃德姆起司、埃文達起司、高達乳酪、手工乳酪、莫扎瑞拉起司、帕瑪森乳酪、洛克福乳酪、綿羊乳酪、山羊乳酪
油脂	奶油、印度酥油、天然冷榨的椰子油／脂肪、橄欖油、培根、豬油、鵝油，和用於冷食富含 Omega-3 的冷榨天然植物油，如菜籽油、核桃油、大麻籽油或是亞麻仁油

每人一天可吃的碳水化合物要平均分配在一天三餐裡，這表示：每一餐只能攝取五至十克的碳水化合物。

要考慮碳水化合物含量的食物

蔬菜

每 100 g 處理好的食物中可利用碳水化合物的含量	食物	每份建議的最高分量
3 g 以下	朝鮮薊、茄子、竹筍、芹菜、花椰菜、青花菜、大白菜、茴香、羽衣甘藍、黃瓜、塊根芹、牛皮菜、甜椒、馬齒莧、櫻桃蘿蔔、蘿蔔、大黃、德國酸菜、洋牛蒡、蘆筍、菠菜、番茄、皺葉捲心菜、櫛瓜	150 g
3.1～5 g	豆類（綠色），球莖甘藍、南瓜、紅蘿蔔、大蔥、球芽甘藍、紅葉捲心菜、菊芋、蕪菁、高麗菜	100 g
5.1～7 g	蕪菁甘藍（瑞典蕪菁）、香芹根	50 g
7.1～10 g	甜菜	40 g
10.1～13 g	歐防風	30 g
多於 13 g	馬鈴薯、番薯、玉米	放棄

沙拉、菇類、香草、豆芽、豆莢類

每 100 g 處理好的食物中可利用碳水化合物的含量	食物	每份建議的最高分量
2 g 以下	豆芽、生菜、菊苣、新纈草、萵苣、橄欖（綠的和黑的）、義大利菊苣根、掌葉大黃、香蔥、黃豆（現煮、烘焙）、所有的菇類（除了冬菇和松露）	250 g
2.1～4 g	蔥、水芹、蒲公英葉、芝麻菜	100 g
4.1～7 g	洋蔥、黃豆芽	50 g
7.1～10 g	歐芹、松露	40 g
10.1～13 g	薑、山葵、冬菇	30 g
多於 13 g	豆類（豆仁，所有種類）、豌豆、鷹嘴豆、小扁豆	放棄

穀類

每 100 g 處理好的食物中可利用碳水化合物的含量	食物	每份建議的最高分量
高於 50 g	莧菜籽、蕎麥、大麥（珍珠麥）、斯佩爾特小麥、燕麥（麥片）、小米、玉米（玉米粒，爆米花）、藜麥、米、黑麥、小麥	完全避免

堅果和種子

每 100 g 處理好的食物中可利用碳水化合物的含量	食物	每份建議的最高分量
低於 5 克	大麻籽、椰子、亞麻籽、夏威夷豆、杏仁、罌粟籽、巴西堅果、長山核桃	100 g
5.1～10 g	花生	50 g
10.1～13 g	榛果、芝麻、葵花籽、核桃	30 g
高於 13 g	腰果、栗子、南瓜子、松子、開心果	放棄

水果

每 100 g 處理好的食物中可利用碳水化合物的含量	食物	每份建議的最高分量
低於 1 g	酪梨	無限制
低於 7 g	西印度櫻桃、黑莓、草莓、芭樂、野藍莓、覆盆子、接骨木果實、醋栗（紅的、黑的、白的）、小紅莓、木瓜、越橘	50 g
7.1～10 g	葡萄柚、仙人掌果實、奇異果、桑椹、百香果、桃、西瓜	40 g
10.1～13 g	鳳梨、蘋果、梨子、無花果、哈密瓜、櫻桃（酸的）、橘子、芒果、枇杷、油桃、李子、青梅	30 g
高於 13 g	香蕉、蜜棗、花楸果（Ebereschenbeere）、石榴、玫瑰果、柿子、櫻桃（甜的）、金桔、養植藍莓、荔枝、黃香李、葡萄 所有的水果乾，包括葡萄乾 所有果汁，水果軟飲料等等	放棄

牛奶、奶製品和黃豆製品

每 100 g 處理好的食物中可利用碳水化合物的含量	食物	每份建議的最高分量
低於 5 g	乳清（Butter Milk，製造奶油後剩下的牛奶）、法式酸奶油（40%）、酸奶、鮮奶酪、天然優格（3.5%）、克菲爾（發源於高加索的發酵牛奶飲料）、流質乳酪、牛奶（3.5%）馬斯卡彭鮮乳酪、乳清、莫扎瑞拉起司、鮮奶油（30%）、酸奶油（10%）、綿羊奶、中東歐酸奶油（Schmand，24%）、凝乳（所有含脂等級）、豆腐（豆漿乳酪）、山羊奶、豆漿	100 g
5.1～7 g	燕麥奶、加工乾酪、馬奶	50 g
高於 13 g	所有摻有水果、「巧克力口味」、「香草」和其他甜味的奶製品	放棄

最重要的油類和它們的脂肪酸

油的種類	飽和脂肪酸 (%)*	單元不飽和脂肪酸 (%)*	多元不飽和脂肪酸 (%)*	亞油酸 Omega-6 (%)*	α-亞麻酸 Omega-3 (%)*	維生素E（mg/100g）(%)*	Omega-3 與 Omega-6 的比例 (%)*
摩洛哥堅果油	18.0	47.0	35.0	36.8	0.3		1:122
琉璃苣油				～45%	～22%	?	1:2
薊油	9	13	78	75.1	0.5	35	1:150
花生油	18	37	45	44	1.0	22	1:44
魚油	32	22	46		～35%	4	
大麻籽油	10	15	75	58	20	12	1:2.9
榛籽油	8	74	16	13	0.0	26	-
椰子油	90.5	7	2.5	1.4	-	1	-
南瓜籽油	19.2	28	52.8	49.4	0.5	～50	1:99
亞麻籽油	9	18	73	13.9	54.2	5.8	4:1
玉米油	14.5	32.5	53	55.3	0.9	30	1:61.4
橄欖油	15.5	74	10.5	8.3	0.9	12	1:9.2
月見草油				～72%	～4%	?	
杏仁油	8	74	18	17.6	0.2	-	1:88
棕櫚油	51.5	38	10.5	10.1	0.5	-	1:20
菜籽油	13	56	31	22.3	9.2		1:2.4
芝麻油	13.5	42	44.5	42.7	0.0	4	-
大豆油	15	21	64	53.1	7.7	15	1:6.9
葵花籽油	12	24	64	63.0	0.5	55	1:126
葡萄籽油	10.5	19	70.5	65.9	0.5	30	1:132
核桃油	8	20	72	55.1	12.9	3	1:4.3
小麥胚芽油	16	22	62	55.7	7.8	215	1:7

＊重量的百分比

- Omega-3 和 Omega-6 脂肪酸的比例最好不要低於 1：5（1：10 是比較低的比例，所以不是很有利；相反的，1：4 的比例較高，是理想的數值）。千萬不要嘗試完全放棄 Omega-6 脂肪酸，它也很重要，重點是量不能過高。

- 油類可以混合使用，不過盡可能控制在馬上就會用完的量，因為這些混合油如果不立即隔絕空氣冷藏，寶貴的不飽和脂肪酸就會有臭油味，不僅影響口味，也讓健康的效果打折扣，這項原則當然也適用於純油。

- 應該盡可能買小瓶裝的油，放在蓋緊的深色玻璃瓶裡存放冰箱冷藏。替代方案是買大瓶的油，打開後迅速分裝，然後將分裝好的油冷凍。

- 購買時要注意，要買不是裝在透明瓶裡，並陳列在燈光直接照射下架子上的油。

- 如果要防範油品變質，可以添加一些維生素 E（100 ml 的油裡加 800mg，維生素 E 可以在藥房裡購得）。

- 椰子油是例外，非常穩定，可以在室溫下儲存在一般的玻璃罐裡，不需要添加維生素 E。

- 對杏仁油的附帶說明：它雖然有很好的 Omega-3 和 Omega-6 比例，但是不飽和脂肪酸的含量很少，所以我們將它歸在黃色區塊裡。

保存油類的簡便法則

不經提煉／冷榨／自然的油脂：冷榨油類（例如天然的橄欖油）在開罐後，平均最多能保存一年，詳情請參考 232 頁的列表。

精煉過／熱壓的植物油：精煉過的油類（例如精煉的菜籽油）開罐後也可以保存一年。精煉過的油類在高溫下非常穩定，它們的冒煙點（參考 232 頁）高於 220℃，所以可以用來高溫炒炸或是烘焙。

廚房裡油類的使用還取決於所謂的「冒煙點」，指的是油類在加溫後開始冒煙的溫度。油脂冒煙後會形成對健康有害的物質，所以在廚房裡油類絕不可以加熱到冒煙。

下一頁的表格裡條列了天然／冷榨植物油（用黃色和綠色標示），以及其他適合癌症生酮飲食的脂肪。表格裡有冒煙點、使用方式、保存期限和最佳的儲存方式，這些都是標準值，可能專業文獻裡會有不同的數據，為了安全起見，我們採用的都是最低的數據。

廚房中脂肪的冒煙點、使用和保存

	冒煙點（℃）	使用方式	保存期限（開罐後的月數）	儲存方式
天然／冷榨油				
大麻籽油	120	W+T	9	冰箱
椰子油	175	K+B+T+Pf	最多 24	室溫
亞麻仁油	100	W+T	最多 1	冰箱
杏仁油	210	Pf+W	2–3	冰箱
橄欖油	130	W+T	最多 12	室溫
棕櫚油	220	Pf	最多 12	室溫
菜籽油	130	W+T	最多 12	室溫
大豆油	160	W+K	大約 3	室溫
核桃油	130	W	最多 2	冰箱
小麥胚芽油	160	W	1–2	冰箱
其他廚房用脂肪				
奶油	175	K+B	大約 1	冰箱
印度酥油	175	Pf+B	9–12	冰箱
人造奶油	170	B+K	最多 3	冰箱
MCT- 油類（100%）	120	K	1–2	冰箱
油脂（豬、鵝、鴨）	120–200	K+Pf	4–6	冰箱

B= 烘焙；K= 煮；Pf= 煎／炸；T= 每天脂肪的來源；W= 調味用油

沒有列出來的油類：

• 魚油、琉璃苣油、月見草油。這些油通常是以膠囊形式出現，或是只攝取極少的量。

冷食中的調味用油：

• 摩洛哥堅果油、南瓜籽油、榛籽油、芝麻油：這些油類的脂肪酸比例不理想，只可以少量加在完成的食品上增添味道。它們的保存期限短（9 到 12 個月），應該放在冰箱裡冷藏。

其他關於脂肪和油類的資訊：

• 西斯特邁特出版社的《脂肪指南》這本小冊子裡，提供了關於所有廚房用脂肪和油類非常詳盡的資料。

關於生酮飲食在癌症上應用的研究：

一般而言，我們可以在美國的國立衛生研究院（NIH）的資料庫裡透過 www.clinicaltrials.gov 的網頁找到對生酮飲食的研究，不過這個網頁只有英文版本。

在「尋找相關研究」（Search for studies）那一欄裡填上【「ketogenic diet」AND cancer】，所有相關的研究就會被條列出來，點入後可以得到進一步的資料和聯繫人。

德國目前（2014 年 3 月）進行的研究有：

• 法蘭克福針對有膠質母細胞瘤病人的 ERGO2 研究（研究號碼：NCT01754350）。

 善克貝克博士神經腫瘤學院，聯絡人：醫學博士約翰尼斯‧雷格。

 Johannes.rieger@med.uni-frankfurt.de.

 http://www.uct-frankfurt.de/uct_trial/pdf/uct_de/kurzprotokoll_.pdf?id=530

 http://clinicaltrials.gov/ct2/show/NCT01754350

• 基辛根溫泉針對乳癌病患所做的 KOLIBRI 研究。

 在療養公園旁的復健醫院，聯絡信箱：forschung2@rehaklinik-am-kurpark.de，直撥電話：0971-919 123

 http://www.rehaklinik-am-kurpark.de/

網上可計算營養價值的計算機：

- https://www.uni-hohenheim.de/wwwin140/info/interaktives/lebensmittel.htm
- http://www.naehrwertrechner.de
- http://fddb.info/
- http://www.kohlenhydrate-tabellen.com/

救命療法‧生酮飲食

德國最新的癌症研究與實證，即使已被宣判不治的病人，都還有重獲新生的機會

Ketogene Ernährung bei Krebs: Die besten Lebensmittel bei Tumorerkrankungen

作　　者　　徐拉特樂博士（Dr. Christina Schlatterer）、

柯諾博士（Dr. Gerd Knoll）、

康美樂教授（Prof. Ulrike Kämmerer）

封面設計　　林芷伊

責任編輯　　張海靜、鄭襄憶、劉素芬

行銷業務　　王綬晨、邱紹溢

行銷企畫　　曾志傑、劉文雅

副總編輯　　張海靜

總 編 輯　　王思迅

發 行 人　　蘇拾平

出　　版　　如果出版

發　　行　　大雁出版基地

　　　　　　地址　　台北市松山區復興北路333號11樓之4

　　　　　　電話　　02-2718-2001

　　　　　　傳真　　02-2718-1258

　　　　　　讀者傳真服務　　02-2718-1258

　　　　　　讀者服務信箱E-mail　andbooks@andbooks.com.tw

　　　　　　劃撥帳號 19983379

戶　　名　　大雁文化事業股份有限公司

出版日期　　2022年12月 二版

定　　價　　420元

ISBN　978-626-7045-67-1

Copyright © Ulrike Kämmerer, Christina Schlatterer, Gerd Knoll, 2014
Projektleitung Redaktion: Richard Friebe
Original Title: KETOGENE ERNÄHRUNG BEI KREBS-Die besten Lebensmittel bei Tumorerkrankungen
Complex Chinese language edition published in arrangement with CoHerence Media through ST&A.
All rights reserved.

歡迎光臨大雁出版基地官網
www.andbooks.com.tw
訂閱電子報並填寫回函卡

國家圖書館出版品預行編目（CIP）資料

救命療法.生酮飲食：德國最新的癌症研究與實證
,即使已被宣判不治的病人,都還有重獲新生的機
會 / 徐拉特樂(Christina Schlatterer), 柯諾(Gerd
Knoll), 康美樂(Ulrike Kämmerer)著; 彭意梅譯. --
二版. -- 臺北市 : 如果出版 : 大雁出版基地發行,
2022.12
　面；　公分
譯自：Ketogene Ernährung bei Krebs : Die
besten Lebensmittel bei Tumorerkrankungen
ISBN 978-626-7045-67-1(平裝)
1.CST: 健康飲食 2.CST: 癌症
411.3　　　　　　　　　　　111017737

本書中包含有關醫療保健的建議和訊息是用於補充，而不是取代您的醫生或其他專業的健康建議。如果您知道或懷疑自己有健康問題，建議您在開始任何醫療計劃或治療之前，尋求您醫生的建議。
本書出版時已盡一切努力確保所含訊息的準確性。對因應用這些方法而可能發生的任何醫療結果，出版社和作者不承擔任何責任。